신생아중환아
간호 임상가이드

신생아 중환아
간호 임상가이드

초판발행일 | 2013년 11월 25일
2쇄 발행일 | 2019년 04월 15일

지 은 이 | 박민향
감 수 | 한헌석
펴 낸 이 | 배수현
디 자 인 | 박수정
제 작 | 송재호
홍 보 | 배보배

펴 낸 곳 | 가나북스 www.gnbooks.co.kr
출 판 등 록 | 제393-2009-000012호
전 화 | 031) 408-8811(代)
팩 스 | 031) 501-8811

ISBN 978-89-94664-56-9(03510)

※ 가격은 뒤 표지에 있습니다.

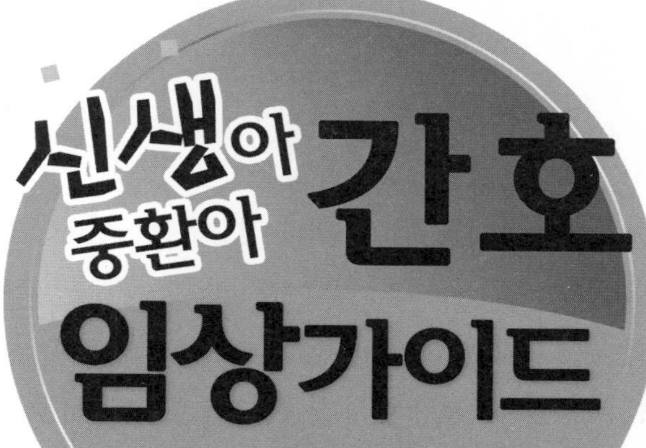

신생아 중환아 간호 임상가이드

저자 | 박민향
감수 | 한헌석

■ 머리말

아동간호학에서 신생아실 실습은 환아의 건강유지·증진 질병예방과 고통경감에 목적을 둔 신생아간호의 목적을 달성하기 위해서 매우 중요한 분야입니다.

신생아실습을 통하여 신생아와 고위험 신생아의 생리적 특성과 그에 따른 간호문제를 설명할 수 있고, 건강문제에 관하여 간호과정을 적용함으로써 신생아의 건강유지·증진, 질병예방과 고통의 경감의 목적을 달성하는 능력을 배양하는 데는 한계점이 있습니다.

신생아가 자궁 외 생활에 잘 적응하기 위해서는 철저하고 숙련된 관찰이 필요합니다.

철저하고 체계적인 신체사정은 고위험 신생아를 간호하는데 필수적입니다. 수유행위에서의 미묘한 변화, 활동, 피부색, 산소포화도 또는 활력징후는 종종 내재하는 문제를 나타내기도 합니다. 미숙아, 특히 극소 저 출생아는 장기간의 생리적 스트레스를 견디지 못하며 내재하는 생리적 과정이 교정되지 않으면 비정상적인 증상이 나타 난지 수분이내에 사망할 수도 있습니다. 이렇듯 임상에서는 환아의 급변하는 상황을 대처해야 하므로 실무수행 능력은 매우 중요합니다. 임상에서의 실무능력은 수업 못지 않은 핵심적인 교육영역이 되어야 합니다. 이에 신생아중환아 간호 임상가이드에서는 신생아학의 이론을 근간으로 하여 신생아중환아 간호를 임상실무현장에서 적용하는 간호과정의 순서에 따라 학습내용을 정리함으로써 과학적이고 체계적인 논리적인 사고의 촉진을 도모하고자 하였습니다. 또한 아동간호의 주요 임상현장인 신생아중환아 간호에서 수행되어야 하는 핵심 간호 실기영역을 중심으로 상세하게 그 절차를 기술하였습니다.

본 교재의 구성을 보면 Chapter 01에서는 입원 · 퇴원, 타 병원 전원, 사망 시 처리절차인 행정업무에 대해 다루었고. Chapter 02에서는 근무조별 간호업무에 대해 기술하였습니다. Chapter 03에서는 간호기록을 하는 방법, Chapter 04는 신체사정 및 활력증후에 대해 다루었고, Chapter 05는 질환별 간호중재법에 대해 다루었습니다.

Chapter 06에서는 수술 전 · 후 간호를 기술하였고, Chapter 07는 간호기술, Chapter 08는 중심정맥관관리를 기술하였습니다. Chapter 09는 제대동맥및 정맥관 관리, Chapter 10은 수혈관리, Chapter 11은 감염관리에 대한 이해를 위해 기술하였습니다. Chapter 12는 투약간호를 다루었고, Chapter 13은 영양관리, Chapter 14는 임상병리검사에 대해 실제 쓰여지고 있는 검사를 위주로 다루었습니다. Chapter 15는 인공호흡기및 의료기기 Chapter 16은 예방활동 및 통증관리, Chapter 17은 심폐소생술을 다루었습니다.

이 책이 아동간호학을 공부하는 학생을 비롯하여 신생아실에 근무하는 의료전문직에게 널리 활용되었으면 하는 바램입니다.

부족하고 아쉬운 점이 많으나 앞으로 더욱 충실한 내용으로 보완하기 위해 계속 노력하겠습니다.

박 민 향

■ 차례

CHAPTER 01

행정업무

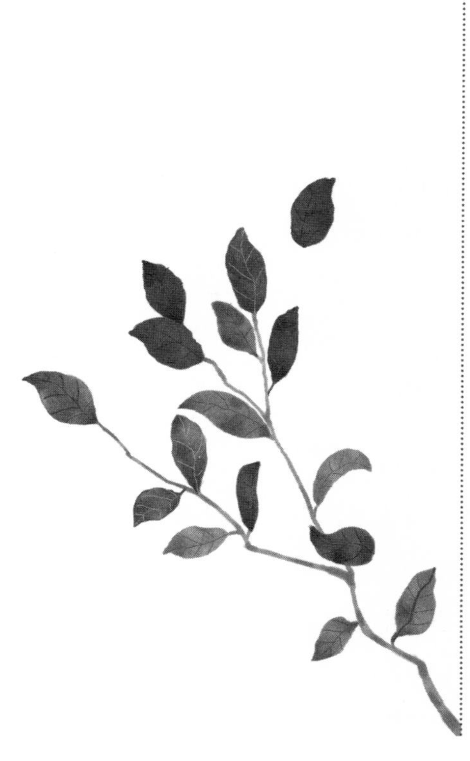

1. 입원
2. 퇴원
3. 타 병원 전원
4. 사망 시 처리절차

■ Chapter 01 | 행정업무

1 :: 입원

1. 목적

특별한 간호가 요구되는 신생아에게 지속적인 간호를 제공하기 위함이다.

2. 입원지침

병원의 특성, 비치하고 있는 장비, 의료진에 따라 입원 방침을 갖추고 있고, 고위험 신생아를 간호할 스텝도 준비되어 있어야 한다. 상주하는 신생아과 의사/산과 전문의사가 입원 가능 여부에 관한 문의를 받게 되며, 소아외과파트의 수용력은 병원에 따라 제한을 둘 수도 있을 것이다.

3. 신생아 중환자실 입원기준

1) 재태기간 33주 이하 혹은 출생체중 1,750 g 이하의 극소 저 출생체중아
   (1) 수유가 가능하고 체중이 2,000 g 이 되는 때까지 인정
   (2) 특별한 합병증이 있거나 처치가 필요한 경우는 그 기간 동안 인정
2) 신생아에서 재태기간, 출생체중과 관계없이 환아의 상태가 위중하여 각종 인공호흡기, 감시장치, ECMO 등의 처치 또는 관리가 필요한 경우 그 기간 동안 인정
3) 재태기간 34주 이상 혹은 출생체중 1,750 g 초과에서 다음 중 하나이

상의 질환으로 특별한 처치나 관리가 필요한 경우 그 기간 동안 인정

(1) 산모의 임신, 진통, 분만상의 중요 문제

(2) 신생아의 활력증후군에 영향을 미쳐 즉각적인 검사나 처치가 필요한 선천성 기형, 복잡한 문제

(3) 산모의 질환이 태아에 영향을 미치는 경우

(4) 신경계 질환

(5) 신생아에서 호흡곤란을 초래하는 경우나 호흡기질환

(6) 중증 신생아 황달, 핵황달 혹은 중등도 신생아 황달에서 각종 위험인자를 동반하는 경우

(7) 순환기계 이상

(8) 급성탈수증, 탈수열, 급성쇼크

(9) 급성대사장애

(10) 신부전, 핍뇨, 혈뇨

(11) 혈액질환

(12) 신생아감염증

(13) 위장관질환

(14) 미숙아, 저출생 체중아에서 잘 생기는 중요 합병증

(15) 수술 후 집중치료실 관리가 필요한 경우

4) 미숙아가 생후 4주 후 재입원하는 경우에는 교정연령이 44주 이내인 경우로서 상기 3)항에 해당하는 경우

5) 상기 인정기준에 해당되지는 않으나 신생아 집중치료실 입원이 필요한 경우는 담당 의사의 소견서 및 진료내역 등을 참조하여 사례별로 인정함.

4. 입원 시 준비물

1) Bassinet, 베넷저고리, 아기포, 담요준비, 줄자, Name카드, 발찌, 항

문 체온계, 차트

2) warming 시켜 아기가 나왔을 때 춥지 않게 Warmer기 준비, 진찰 대 켜기

3) Vik1mg(1cc 주사기로 0.1cc뽑는데 아기몸무게에 따라 다름)

4) HBV(유박스 0.5cc), EM -EO

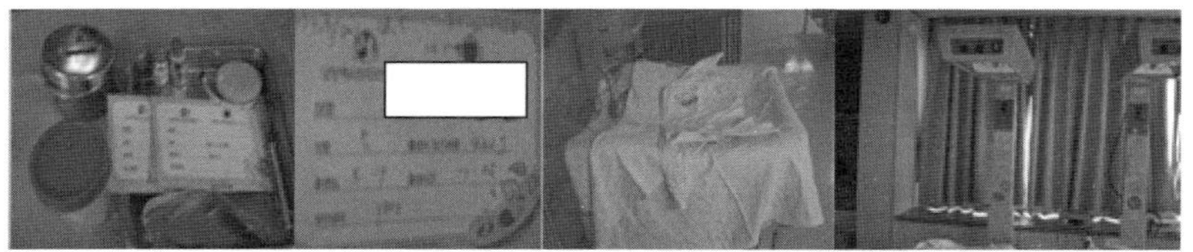

〈그림 1-1 입원 시 준비물〉

5. 절차

1) 분만실 간호사로부터 신생아와 관련된 정보를 정확히 인수인계 받는다.

2) 아기발찌(산모이름, 아기 성별, 출생시간, 출생 시 몸무게, 분만타입)가 신생아 출생 기록지의 내용과 일치하는지 확인한다.

3) 주치의에게 연락하여 입원 및 입실여부 결정

4) 입원 및 입실이 결정 나면 입원장 및 준비물품을 적어주고 1층 원무과인 11번 창구에서 입원 수속 후 준비물품을 사오도록 하며 주말인 경우는 응급실입구 맞은편 응급 수납에서 입원수속을 해야 함

3) 활력증후 측정한다.(사지혈압, 심박동수, 호흡수, 체온)

4) 목욕을 시키면서 이상 유무를 확인함

6) 안염을 예방하기위해 안연고를 눈에 투여하며 투여 시 안쪽에서 바깥쪽으로 넣는다.

제대소독은 75% 알코올솜을 이용해서 하고 2Artery, 1Vein인지 확인함

7) 입원에 관련된 보호자 교육을 한다.

8) 입원수속이 되면 추가화면에서 이름표를 뽑은 다음 간호단위업무계획서에 적는다.

9) 처방이 나면 HBV 0.5cc(유박스), Vik1mg(처방용량)을 투여한다.

10) 칠판, 아기장부, Name Card에 제태주수, 진단명, 출생일, 몸무게, 분만타입, 아기 이름을 적는다. 칠판에는 추가로 입원일수를 적어야하고 입원일을 1일로 적는다.

6. 입원기록과 사정기록

1) NICU로 입원하는 모든 환아는 입원기록과 입원사정 용지가 작성되어야 한다.

2) 초기사정은 10분 내에 이루어져야 하며 입원 2시간 내에 사정된 내용을 작성해야 한다.

3) 재 사정/활력증후 사정은 신생아를 간호하는 간호사의 계속적인 역할이며, 최소 한 매 4시간마다 또는 필요한 경우는 더 자주 이루어져야 한다.

4) 모든 신생아는 입원하면서 시작된 환아 간호 지침과 의학적인 치료계획을 가지게 되며 입원 24시간 내에 완성되어 진다.

5) 환아 간호 지침은 다양하며 필요한 경우 개별화 된다.

2 :: 퇴 원

1. 퇴원을 고려할 수 있는 신생아의 상태

1) 교정 재태 연령이 35-36주 이상에 도달한 경우

2) 체중이 2000gm이상이며 15-30gm/d이상 꾸준한 체중증가가 있는 경우

3) 경관 또는 구강으로 최소한 장관 영양이 가능한 경우

4) 상온에서 일반적인 옷과 이불로 싼 상태에서 정상체온이 유지되는 경우

5) 경구약이나 흡입제제 이외의 주사제 투여가 필요하지 않은 경우

6) 조절되지 않은 중요한 심장 또는 폐질환이 없는 경우

7) 무호흡 치료 약물중단 후 5-7일간 무호흡 또는 서맥 없음

8) 신생아 중환자실에 입원해야 하는 적응증이 해결된 경우

9) 가정에서 신생아를 돌볼 수 있는 준비가 되어있는 경우

2. 퇴원 시 확인해야 하는 선별검사

1) 청력검사

2) 안저검사

3) 뇌 초음파 검사

4) 선천성 대사이상검사

5) 예방접종

(1) 퇴원시에 B형 간염, DTaP, 소아마비, Hemophilus influenzae type B(Hib)예방접종이 가능하다.

(2) 제태연령이 아닌 생후 연령에 따라 접종한다.

(3) 예방접종은 퇴원 후 외래에서 시행하여도 큰 문제는 없다.

3. 퇴원 절차

1) 퇴원이 예상되는 경우 최소 7~10일 전에 부모와 퇴원에 대한 논의를 시작한다.

(1) 향후 외래 추적 관리 계획(예방접종 관리 계획 포함)

(2) 필요한 경우 응급처치 교육

(3) 필요한 경우 특별한 기구 사용법 및 약물 투여법 교육

2) 의사 퇴원 처방과 퇴원 요약을 완성한다.

3) 퇴원전날은 보호자에게 다음날 오전 10시 30 분쯤 와서 퇴원 설명 듣고 퇴원수속을 할 수 있도록 보호자에게 이야기함(오전근무자나 오후번 근무자가 연락을 취함)

4) 퇴원 시 준비물은 속싸개, 겉싸개, 베넷저고리를 가져오도록 함

5) 담당간호사는 차트를 분리하여 모든 기록지를 순서대로 정리한다.

6) 만약 신생아가 약물 또는 특수 장비와 함께 집으로 갈 경우에는, 약물 복용 또는 가정에서의 장비 사용에 대해 상세한 정보를 부모에게 주어야 한다.

7) 신생아를 데려갈 부모나 가족을 **주민등록증 또는 운전면허증 등의 신분증으로 확인** 후 입 · 퇴원 기록지에 서명하게 한 후 아기를 퇴원시킨다.

8) 아기수첩에 두위, 신장, 퇴원 시 몸무게, 예방접종유무 등에 대해 빠짐없이 기록하여 부모에게 주어 외래 첫 방문 시 가져오게 한다. 외래 진료일, 선천성 대사이상 검사 일이나 안과 검진일 등을 확인한다.

9) 아기가 퇴원한 후, 퇴원교육내용과 퇴원요약은 적절히 작성되어야 하며 퇴원 기록은 다음을 포함해야 한다.

(1) 누구에게 퇴원시켰는지(신생아인수인계장에 기록)

(2) 주어진 설명 내용, 어떻게 설명을 이해시켰는지

(3) 퇴원 설명 용지에 부모 사인(신생아인수인계장에 기록)

(4) 발찌 확인하기

(5) 신생아를 퇴원시킨 간호사의 사인(신생아인수인계장에 기록)

10) 필요 시, 퇴원일과 시간, 퇴원 시 몸무게, 특이사항 등을 병동의 퇴원 기록 장부에 기록 한다.

4. 퇴원차트 묶는 순서

입.퇴원결정서 ➡ 수술기록지 ➡ Flow Sheet ➡ 의사처방지 ➡ 간호정보조사지 ➡ 낙상위험평가도구 ➡ 통증재평가기록지 ➡ 욕창예방기록지 ➡ 퇴원요약정보지 ➡ 타과의뢰지 ➡ 각종동의서 ➡ 중환자실입실동의서 및 설명서 ➡ 각종설명서 ➡ 시술환자확인기록지 ➡ 수술환자기록지 마취전평가서ㅍ ➡ 수술전 간호 상태 확인표 ➡ 수혈관련기록지 ➡ 라벨용지 ➡ 폐기요청서 ➡ 검사결과지 ➡ 심전도 ➡ 뇌파 ➡ 약품식별의뢰서 ➡ 진단서 및 소견서 ➡ 분만실인수인계장(Red Sheet) ➡ 발 도장찍힌 기록지

5. 퇴원 시 간호사가 해야 할 업무 순서

1) 신생아인수인계장 준비, 아기수첩준비, 퇴원 후 아기돌보기 수첩을 준비, 외래 F/U지 워크리스트에서 빼서 준비한다.
2) 차트반납노트작성하기 정상아는 정상아장부에 퇴원날짜기록을 하고 입원아는 SICK장 부에 퇴원날짜를 기록함
3) 간호단위업무계획서에 퇴원란에 퇴원날짜, F/U날짜, 선택 진료교수 등 특이사항을 기록 한다.

6. 퇴원 시 진단서 및 의무기록 복사 신청 시

1) 진단서

주치의 에게 알려 처방이 나면 병원장직인을 원무과에서 받은 후 보호자에게 줌

2) 초진기록 복사

(1) 증빙 자료 : 주민등록증, 보호자주민등록증 필요, 의무기록복사신청서를 의무기록실에 내려 준다.

(2) 보호자에게 아기출생 신고를 하도록 하고 출생신고 된 아기이름으로 원무과에서 변경해야 함

3) CD-COPY : 주치의에게 처방을 받은 후 방사선과에서 가져온다.

3 :: 타 병원 전원

1. 환아 이송

1) 신생아를 병원에서 장기간의 인공환기요법이 불가능할 때

2) 신생아 중환자실에 적절한 병상과 의료진이 없을 때

3) 보다 전문적인 외과적 처치가 필요할 때

4) 전문적인 심장진료가 필요할 때

2. 정보의 교환

1) 병원 대 병원의 정보교환

(1) 보내는 병원에서 받을 병원에 즉각적으로 연락이 가능하도록 평소에 준비되어야 한다.

(2) 여러 진료과 사이에 정보의 교환이 미리 이루어져야 한다.

2) 이송 전에 교환이 이루어져야 하는 정보

(1) 환아 또는 산모의 이름

(2) 보내는 병원

(3) 잠정적 진단

(4) 전원의 구체적인 이유

(5) 신생아의 현재 상태 및 중환자 관리의 필요정도

(6) 가장 최근의 검사소견

3. 신생아 이송 준비

1) 이송용 인큐베이터

(1) 전원이 구비되어 있거나 배터리가 있는 인큐베이터를 사용해야 한다.

(2) 외부온도에도 불구하고 36℃를 유지할 수 있어야 한다.

(3) 온도를 유지하면서 환자에게 처치가 가능해야 한다.

(4) 수액튜브, 산소튜브가 들어갈 수 있는 통로가 있어야 한다.

(5) 최소한 2개 이상의 infusion pump

(6) 이동 가능한 산소

(7) 인공환기요법이 가능하거나 최소한의 CPAP이 가능한 장치의 구비가 권장됨

(8) 심전도와 산소포화도를 감시할 수 있는 장치

(9) 혈압 측정 장치

(10) 환아의 상태를 잘 관찰할 수 있는 상태로 이송되어야 한다.

2) 이송 시 환자와 함께 가져갈 정보의 정리

(1) 신생아 및 산모의 의무기록을 복사하거나 요약한다.

(2) 보내는 병원에서 시행한 검사결과의 요약 및 방사선 필름을 복사하여 보낸다.

(3) 재태혈 및 산모의 혈액(교체 검사용)을 채취하여 함께 이송한다.

(4) 보호자로부터 동의서를 받는다.(이송, 필요시 이송 중 수혈, 간단한

처치 등)

(5) 가능하면 산모의 질 배양검사 결과와 태반도 같이 보낸다.

3) 이송중의 감시

(1) 감시의 정도는 환자의 상태에 따라 결정한다.

(2) 환자의 피부를 관찰하여 산소화 정도, 관류의 적정성 등을 평가한다.

(3) 지속적인 관찰은 환자 상태의 변화를 감지할 수 있는 가장 중요한 방법이다.

(4) 인큐베이터를 통해 환자의 체온을 감시한다.

(5) 가능한 경우 심전도와 산소 포화도를 감시한다.

4) 신생아의 이송

(1) 신생아의 이송이 결정되면 보호자의 동의하에 이송에 필요한 준비서류 즉, 진료의뢰서/소견서, 산모의 임신-분만력 기록, 그간의 경과기록요약, 검사소견 등을 준비한다.

(2) 앰블란스 팀에게 이송에 대한 준비와 연락을 하여야 하며 체온 유지를 위해 신생아 이송용 인큐베이터를 준비한다.

(3) 이송할 인큐베이터는 미리 체온유지를 위해 가온이 되어있어야 하며 산소와 모니터가 준비되었는지 확인한다. 또한 신생아의 기도유지를 위한 물품과 응급약이 구비되어야 한다.

(4) 아기 상태에 따라 수액을 달고 이동하는 경우에는 정확한 투여를 위해 가급적 Syringe Pump의 사용으로 이동 중 과다하게 투여되는 사고를 예방해야 한다. 또한 수액의 종류와 투여속도, 주사부위, 시간을 기록하여 보낸다.

(5) 아기의 신분확인을 위해 발찌 착용을 확인한다.

(6) 아기의 기형여부에 따라 손상을 최소화하도록 한다. 예를 들어, 복부탈장의 경우는 노출 부위로 인한 수분소실의 우려가 크므로 멸균된 따뜻한 생리식 염수로 적신 거즈로 덮어주도록 하고 뇌수막류 등

의 경우는 엎드린 자세를 취해 압박으로 인한 파열을 막아야 한다.

(7) 항공 이송시에는 고도가 높아짐에 따라 동맥혈 산소분안 유지를 위해 더 높은 흡기 산소농도가 필요하게 되며, 공기가 팽창하므로 기흉 등 air-leak 질환이 악화될 가능성이 있으므로 대비해야 하고, 위장관내 공기도 팽창하므로 비위관을 반드시 삽입한다.

4 :: 사망 시 처리절차

1. 보호자 연락

아기가 예후가 좋지 않고 단시간 내에 사망가능성이 있거나 사망한 경우에는 미리 보호자에게 아기장부나 차트에 있는 연락처를 찾아 연락을 취한다.

2. 영안실 연락

1) 사망 환아의 사후처치가 끝나면 영안실에 연락한다.
2) 영안실에 갈 때는 보호자와 동행하도록 한다.
3) 사망 환아의 인적사항(이름, 성별, 입원등록번호, 사망원인)이 적힌 사체 인수서를 영안실 직원에게 준다.
4) 사망확인서 1부도 영안실 직원에게 주고 보호자에게도 1부를 준다.

3. 퇴원수속

1) 평일 낮에는 본관 1층 원무과에서 입 · 퇴원결정서를 보호자에게 준 후

가퇴원 수속을 밟도록 한다.

2) 야간이나 휴일인 경우에는 입 · 퇴원결정서를 보호자에게 준 후 신관건물인 응급센터 정문 앞 응급수속 창구에서가 퇴원 수속을 밟도록 한다.

3) 보호자에게는 가퇴원은 정식퇴원이 아니라서 전산에 입력되어 있는 퇴원비이며 추후 정산을 받아야 한다고 설명한다.

4. 사후처치

1) 환아의 사망을 주치의가 선언 한다.

2) 보호자에게 사인을 알린다.

3) 사망확인서 3장을 처방 받는다

4) 환아가 사용한 처치 재료대를 입력한다.

5) 아기에게 달려있는 기구나 정맥주사 등을 제거한다.

6) 사체인수장을 2장 작성한다.

7) 사망 환아에 부착된 모든 기구를 제거한다.

8) 정맥주사를 제거하고 지혈 될 때까지 누른다.

9) 깨끗한 면 수건으로 전신을 닦아준다.

10) 기저귀를 채우고 환의를 입힌다.(보호자가 준비한 경우는 가져온 것을 사용)

11) 깨끗한 모포로 싸서 영안실로 내린다. 집으로 갈 경우 보호자에게 환아 확인 후 보호자에게 준다.

12) 신생아 인계인수 확인 대장에 보호자의 서명을 받는다.

13) 보호자에게 가퇴원 수속을 하도록 한다.

14) 장례식장에 아기를 인수인계 한다.

15) 차트에 모든 기록을 남긴다.

CHAPTER 02

간호업무

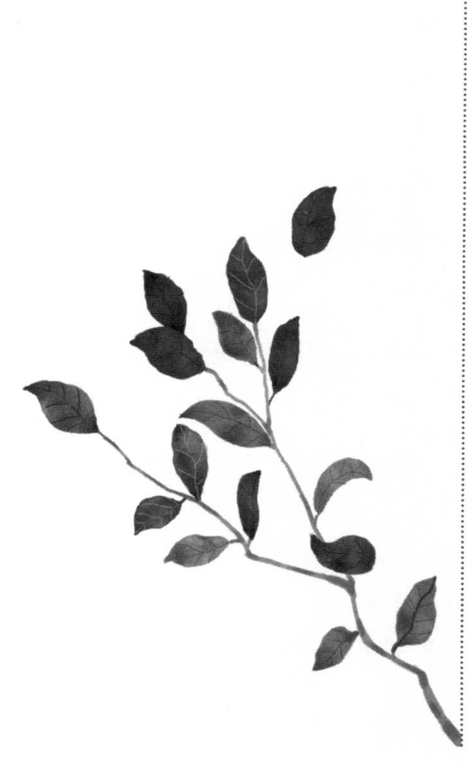

1. Day 간호업무
2. Evening 간호업무
3. Night 간호업무

■ Chapter 02 | 간호업무

1 :: Day 간호업무

시간	업무	내 용
7:00 - 8:00	손 씻기	신생아실 안으로 들어 서자 마자 손 씻기를 수행하고 볼펜과 사용도구를 버콘액으로 소독한 후 사용한다.
	물품 check	의료장비 및 물품, 작동 상태 및 물품, 약품을 확인하고 점검대장에 확인자 서명을 한다.
	E-kit check	E-kit에 비치된 약품의 수량 및 기구의 수량, 작동 상태를 점검하고 검검 대장에 확인자 서명을 한다.
	인수인계	밤번 간호사에게 전체 인계 받은 후 파트별로 환아 앞에서 인계를 받는다.
8:00 - 9:00	Rouning	인수인계를 받은 후 환아 상태를 확인하고 산소포화도 센서를 다른 부위로 교체해주고, 기저귀 갈기, 따뜻한 증류수로 접힌 부위를 닦고 수액속도 및 주사부위상태확인, Vent setting값 등 육안 상 가능한 것은 같이 확인한다.
	Morning care	각 파트별로 맡은 환아의 방을 버콘 스프레이를 이용해 청소를 하고 인큐베이터 및 환아의 기기를 닦는다.

	투약준비	아침약을 준비하고 주사 처치약을 준비한다.
	Feeding 준비	냉장고에 있는 모유를 모유보온기를 이용해 데워 놓는다. 분유는 적절한 온도에 맞춘 물을 이용해 만든다.
	회진 참여	회진 시 동행하여 환아 상태에 대한 정보를 확인한다.
9:00 – 10:00	V/S Check	활력징후를 측정하고 기록하며 이상소견은 담당의에게 알린다.
	Feeding	처방에 따라 적절한 Feeding을 하고 Feeding시 특이 사항을 관찰한다. G-tube로 Feeding시 반드시 cm를 확인후 준다.
	Sample 접수 추가 확인	아침 Sample 접수를 확인하고 추가 처방을 확인 후 실시한다.
	투약 및 주사	준비된 투약을 시간에 맞춰 경구약과 주사제를 환아에게 투약한다.
	환아 상태 관찰	라운딩을 하며 기저귀를 갈아주고 특이상태를 관찰한다.
10:00 – 11:00	주사약 확인	출고된 주사약과 주사약 list를 확인하고 정리한다.
	퇴원간호	환아 보호자에게 외래예약, 외래검사, 퇴원 약 복용법, 추후관리, 주의사항에 대해 교육한다.
	면회준비	면회준비를 위해 아기주위 정리정돈 및 면회 가운 및 마스크 소독액이 충분히 있는지 확인한다.
11:00 – 12:00	면회	면회시간 동안 응급상황 외에는 자리를 비우지 말고 보호자와 면담해주면서 환아와 분리된 보호자의 심리적 불안감을 감소시킨다.

	퇴원	퇴원 환아의 침상을 정리정돈 한다.
	간호기록	환아의 상태, 수행한 간호에 대한 간호과정을 적용하고 기록한다. 투약내용을 기록한다. 활력증후를 기록하고 제공한 간호를 기록한다. 검사의 시행, 드레싱과 관찰사항과 결과를 기록한다.
	투약 준비	병원약국에서 올라온 환자약과 약 카드를 대조하면서 점심약을 준비한다.
	점심식사	13:30까지 교대로 식사
12:00 - 13:00	투약	출고된 주사약과 주사약 list를 확인하고 정리한다.
	Feeding	처방에 따라 적절한 Feeding을 하고 Feeding시 특이 사항을 관찰한다. G-tube로 Feeding시 반드시 cm를 확인 후 준다.
13:00 - 15:00	I/O 측정	I/O를 측정하고 기록하며 이상시 의사에게 알린다.
	라운딩	V/S를 측정하고 기저귀를 갈아주고 환아 상태를 파악하고 Ventilator mode가 제대로 되고 있는지 check한다.
	대기산모	대기산모를 확인하여 입원준비 유무를 결정한다.
	검사확인	누락된 검사가 추가처방이 제대로 이루어 졌는지 마지막으로 점검한다.
	인계	환자상태, 처치, 활력징후, I/O를 재확인하고 인계준비를 한다. 팀별 환자에 대한 상태, 검사, 시술 등에 대한 저녁번 간호사에게 인수인계를 한다.

2 :: Evening 간호업무

시간	업무	내 용
14:30 - 15:30	손 씻기	신생아실 안으로 들어 서자 마자 손 씻기를 수행하고 볼펜과 사용도구를 버콘액으로 소독한 후 사용한다.
	물품 check	의료장비 및 물품, 작동 상태 및 물품, 약품을 확인하고 점검대장에 확인자 서명을 한다.
	E-kit check	E-kit에 비치된 약품의 수량 및 기구의 수량, 작동 상태를 점검하고 검검 대장에 확인자 서명을 한다.
	인수인계	낮번 간호사에게 전체 인계 받은 후 파트별로 환아 앞에서 인계를 받는다.
15:30 - 18:00	Rounding	인수인계를 받은 후 환아 상태를 확인하고 산소포화도 센서를 다른 부위로 교체해주고, 기저귀 갈기, 따뜻한 증류수로 접힌 부위를 닦고 수액속도 및 주사부위상태확인, Vent setting값 등 육안 상 가능한 것은 같이 확인한다.
	투약준비	경구약을 준비하고 주사 처치약을 준비한다.
	Feeding 준비	냉장고에 있는 모유를 항온수조를 이용해 데워 놓는다. 분유는 적절한 온도에 맞춘 물을 이용해 만든다.
	Feeding	처방에 따라 적절한 Feeding을 하고 Feeding시 특이 사항을 관찰한다. G-tube로 Feeding시 반드시 cm를 확인 후 준다.

시간	업무	내용
	회진 참여	회진 시 동행하여 환아 상태에 대한 정보를 확인한다.
	V/S Check	활력징후를 측정하고 기록하며 이상소견은 담당의에게 알린다.
18:00 - 19:00	TPN	TPN이 올라오면 filter를 날짜 확인 후 교환날짜에 맞춰 교환해주고 처방을 확인후 수액속도에 맞춰 연결한다.
	Feeding	처방에 따라 적절한 Feeding을 하고 Feeding시 특이 사항을 관찰한다. G-tube로 Feeding시 반드시 cm를 확인 후 준다.
	환아 상태 관찰	라운딩을 하며 기저귀를 갈아주고 특이상태를 관찰한다.
	투약 및 주사	준비된 투약을 시간에 맞춰 경구약과 주사제를 환아에게 투약한다.
	면회준비	면회준비를 위해 아기주위 정리정돈 및 면회 가운 및 마스크 소독액이 충분히 있는지 확인한다.
19:00 - 20:00	면회	면회시간 동안 응급상황 외에는 자리를 비우지 말고 보호자와 면담해주면서 환아와 분리된 보호자의 심리적 불안감을 감소시킨다.
	전일 퇴원예고	익일 퇴원예정환자의 필요한 서류 등을 파악하고 퇴원예정임을 알리고 필요한 서류를 미리 준비한다.
	BST	BST F/U을 하고 비정상 시 의사에게 알린다.
20:00 - 22:30	간호기록	환아의 상태, 수행한 간호에 대한 간호과정을 적용하고 기록한다. 투약내용을 기록한다. 활력증후를 기록하고 제공한 간호를 기록한다.

	검사의 시행, 드레싱과 관찰사항과 결과를 기록한다.
투약	출고된 주사약과 주사약 list를 확인하고 정리한다.
I/O 측정	I/O를 측정하고 기록하며 이상시 의사에게 알린다.
라운딩	V/S를 측정하고 기저귀를 갈아주고 환아 상태를 파악하고 Ventilator mode가 제대로 되고 있는지 check한다.
대기산모	대기산모를 확인하여 입원준비 유무를 결정한다.
검사확인	누락된 검사가 추가처방이 제대로 이루어 졌는지 마지막으로 점검한다.
인계	환자상태, 처치, 활력징후, I/O를 재 확인하고 인계준비를 한다. 팀별 환자에 대한 상태, 검사, 시술 등에 대한 저녁번 간호사에게 인수인계를 한다.

3 :: Night 간호업무

시간	업무	내 용
22:00 – 23:30	손 씻기	신생아실 안으로 들어 서자 마자 손 씻기를 수행하고 볼펜과 사용도구를 버콘액으로 소독한 후 사용한다.
	물품 check	의료장비 및 물품, 작동 상태 및 물품, 약품을 확인하고 점검대장에 확인자 서명을 한다.

	E-kit check	E-kit에 비치된 약품의 수량 및 기구의 수량, 작동 상태를 점검하고 검검 대장에 확인자 서명을 한다.
	인수인계	저녁 번 간호사에게 전체 인계 받은 후 파트별로 환아 앞에서 인계를 받는다.
23:00 - 02:00	Rounding	인수인계를 받은 후 환아 상태를 확인하고 산소포화도 센서를 다른 부위로 교체해주고, 기저귀 갈기, 따뜻한 증류수로 접힌 부위를 닦고 수액속도 및 주사부위상태확인, Vent setting값 등 육안 상 가능한 것은 같이 확인한다.
	의사처방 확인	의사의 order를 확인 후 차트에 기록하고 약 카드를 정리하며 경구투약카드는 아침약과 확인하며 order를 받는다.
	Ward down	자정시간이 지나면 컴퓨터를 Ward down 시킨다.
	투약준비	경구약을 준비하고 주사 처치약을 준비한다.
	Feeding 준비	냉장고에 있는 모유를 항온수조를 이용해 데워 놓는다. 분유는 적절한 온도에 맞춘 물을 이용해 만든다.
	Feeding	냉장고에 있는 모유를 항온수조를 이용해 데워 놓는다. 분유는 적절한 온도에 맞춘 물을 이용해 만든다.
	V/S Check	활력징후를 측정하고 기록하며 이상소견은 담당의에게 알린다.
02:00 -	몸무게 및 목욕	몸무게를 잰 후 목욕이 가능한 아기는 목욕을 시킨다.

시간	업무	내용
03:00	Feeding	처방에 따라 적절한 Feeding을 하고 Feeding시 특이 사항을 관찰한다. G-tube로 Feeding시 반드시 cm를 확인 후 준다.
	환아 상태 관찰	라운딩을 하며 기저귀를 갈아주고 특이상태를 관찰한다.
	투약 및 주사	준비된 투약을 시간에 맞춰 경구약과 주사제를 환아에게 투약한다.
	바코드 출력	워크리스트에서 들어가서 익일 검사할 .LAB Bar code를 뽑고 확인하여 검체용기에 부착한다.
03:00 - 05:00	퇴원 Chart 정리	퇴원 예정자의 Chart를 정리한다.
	식이입력	의사의 처방대로 식이입력을 한다.
	교환	인큐베이터, 베시넷, 인공호흡기 circuit등을 정해진 날짜에 교환한다.
	청소	버콘액을 이용해 청소하며 수리 물품이나 의무기록실 내릴 Paper및 Consult Paper를 체크한다.
	간호기록	환아의 상태, 수행한 간호에 대한 간호과정을 적용하고 기록한다. 투약내용을 기록한다. 활력증후를 기록하고 제공한 간호를 기록한다. 검사의 시행, 드레싱과 관찰사항과 결과를 기록한다.
05:00 - 07:30	I/O 측정	I/O를 측정하고 기록하며 이상시 의사에게 알린다.
	라운딩	V/S를 측정하고 기저귀를 갈아주고 환아 상태를 파악하고 Ventilator mode가 제대로 되고 있는지 check한다.

대기산모	대기산모를 확인하여 입원준비 유무를 결정한다.
간호단위 업무계획서	간호단위업무계획서에 수술 환아나 검사 환아를 기록하고 퇴원 환아를 기록한다.
인계	환자상태, 처치, 활력징후, I/O를 재확인하고 인계 준비를 한다. 팀별 환자에 대한 상태, 검사, 시술 등에 대한 저녁 번 간호사에게 인수인계를 한다.

CHAPTER 03

간호기록

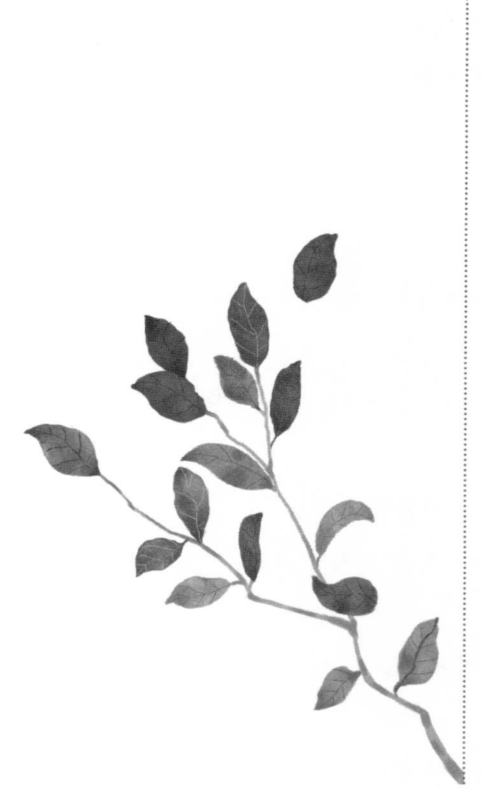

1. 신생아 간호기록
2. 신생아중환아 간호기록

■ Chapter 03 | 간호기록

1 :: 신생아 간호기록(Sick Baby, Well Baby)

1. 목적

신생아 입원기간 동안 입원일수, 체중, 기본적인 활력징후, 섭취 및 배설 상황을 기록 하여 시간경과에 따른 연속적인 자료를 보여줌으로써 신생아의 상태 변화를 용이하게 파악하기 위함이다.

2. 작성지침

1) 조정나이 : 태어나서 현재까지의 일수를 말함 예) 36^{+3}
2) 진단명 : 검은 볼펜으로 작성/수술명은 빨간 볼펜으로 작성한다.
3) 체중은 차트 위쪽에 적고 전날과 비교해서 증감표시를 해서 적어준다.
   예) ↑15
4) 날짜는 기록일을 년 월 일로 기록한다.
5) 신장, 두위, 흉위, 복위, 혈액형은 입원첫날 적는다.(신장과 두위는 월요일마다 재고 적는다.)
6) 환아 상태가 정상범위를 벗어났을 경우에는 빨간색 볼펜으로 기록을 한다.
7) 활력징후 : 정상아는 맥박, 체온, 호흡수만 재고기록하고 입원아기는 혈압도 잰다.
   단 처음 입실 시엔 사지혈압을 잰다.

8) 섭취

(1) 종류 : 표기에 맞춰 모유수유인 경우 BMF

(2) 양 : ML단위로 작성함

(3) 합계 : 일일단위의 총 섭취량을 합산하여 기록한다.

9) 배설

(1) 구토 : 서식지에 표기형식에 따라 구토를 1회했을 경우: v× 1로 표기한다.

(2) 소변 : 해당 시간대별로 -로 표시를 하고 strictly라고 처방이 난 경우엔 기저귀무게를 잰 후 기저귀무게 만큼 뺀 다음 양을 적는다.

(3) 대변 : 대변이라고 기록된 칸에 -표시를 하며 양상이나 색깔에 이상이 있는 경우 간략하게 약어로 기록한다, 대변의 양이 적을 경우 S 태변이면 M 이라고 표시 한다.

(4) 배설량 : 일일 단위의 총 배설량을 합산하여 기록한다.

3. 간호기록 및 특이사항

1) Activity& Crying : Good/Moderate/Poor

2) Sucking : Good/Moderate/Poor

3) Skin Color : Pinkish/mild icteric(피부색이 약간 노랗게 보일 때)

4) Urination : Well/Term(간격 있게 할 때)

5) 복부팽만 : None/Mild or Soft

2 :: 중환아 간호기록(intensive Baby)

1. 목적

신생아 중환자 간호단위에서 집중 관찰한 정보 및 간호내용을 기록하는 서식지로, 환아상태의 변화와 간호활동 내용을 자세히 파악하기 위함이다.

2. 작성지침

1) 조정나이 : 태어나서 현재까지의 일수를 말함 예) 26^{+3}

2) 진단명 : 검은 볼펜으로 작성/수술명은 빨간 볼펜으로 작성한다.

3) 수술명 : 빨간색 볼펜을 이용하여 수술명을 기록한다.

4) 입원 일수는 입원한 날을 1일부터 계산한다.

5) 수술일수 계산은 수술한 날은 0으로 Ⅹ로 빨간색볼펜으로 기록하고 다음날은 1일로 기록 한다.

6) 체중은 차트 위쪽에 적고 전날과 비교해서 증감표시를 해서 적어준다. 예) ↑15

7) 날짜 : 기록일을 연월일로 기록한다.

8) 신장, 두위, 흉위, 복위, 혈액형은 입원첫날 적는다.(신장과 두위는 월요일마다 재고 적는다.)

9) 환아 상태가 정상범위를 벗어났을 경우에는 빨간색 볼펜으로 기록을 한다.

10) 활력징후 : 정상아는 맥박, 체온, 호흡수, 입원 첫날은 사지혈압을 재지만 다음날부터는 혈압을 잰다.

11) 기관 내 튜브위치 및 G-Tube위치를 확인 후 몇 cm인지 기록한다.

12) 흡인 : 비.구강 분비물과 기관 내 분비물 흡인 내용의 양, 양상, 색을

서식지 우측의 흡인/분비물을 기록한다.

13) 응급검사 : 응급결과는 응급 검사란에 빨간색볼펜을 이용하여 기록한다.

14) 섭취

(1) 종류 : 표기에 맞춰 모유수유인 경우 BMF

(2) 양 : ML단위로 작성함

(3) 합계 : 일일단위의 총 섭취량을 합산하여 기록한다.

15) 배설

(1) 구토 : 서식지에 표기형식에 따라 구토를 1회했을 경우: v× 1로 표기한다.

(2) 소변 : 해당 시간대별로 -로 표시를 하고 strictly라고 처방이 난 경우엔 기저귀무게를 잰 후 기저귀무게 만큼 뺀 다음 양을 적는다.

(3) 대변 : 대변이라고 기록된 칸에 -표시를 하며 양상이나 색깔에 이상이 있는 경우 간략하게 약어로 기록한다, 대변의 양이 적을 경우 S 태변이면 M 이라고 표시 한다.

(4) 배설량 : 일일 단위의 총 배설량을 합산하여 기록한다.

신생아 차트

중환아 차트

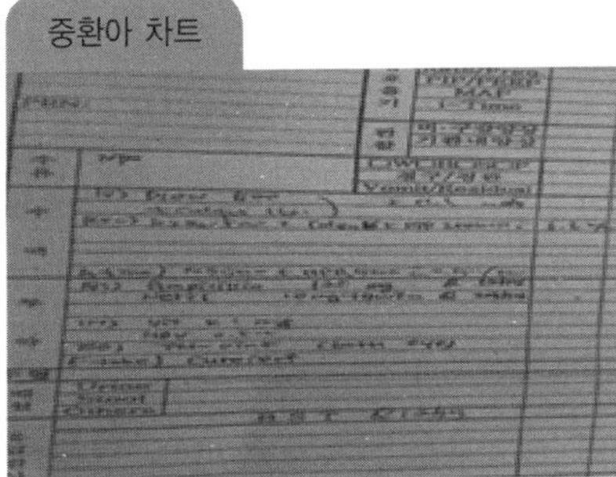

〈그림 3-1 신생아 및 중환아 차트〉

처치 및 간호활동

- Incu# 0일부터 시작
- ICS# 0
- Bassinet#0
- PPIV#0
- H-Lock#0
- G-Tube#0
- Photo#0
- 목욕 및 린넨교환 : 시간/sign 하고 Check
- 눈. 구강 제대 간호 : 제대가 떨어지면 uring collector bag에 보관하고 보호자 오면 주기 제거된 시간 및 sign해야 됨

CHAPTER 04

신체사정 활력증후

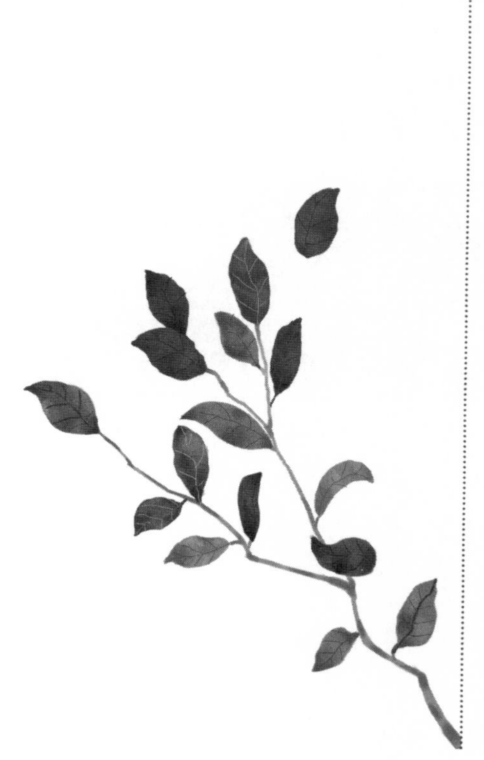

1. 신체계측
2. 활력증후

■ Chapter 04 | 신체사정 활력증후

1 :: 신체계측

1. 몸무게 측정

1) 목적

(1) 신체 성장 및 영양 상태를 평가하기 위함이다.

(2) 탈수 및 부종상태를 확인하기 위함이다.

(3) 투약 및 치료에 필요한 자료를 얻기 위함이다.

2) 준비물품 : 영아용 체중계, 체중계 밑에 놓을 포

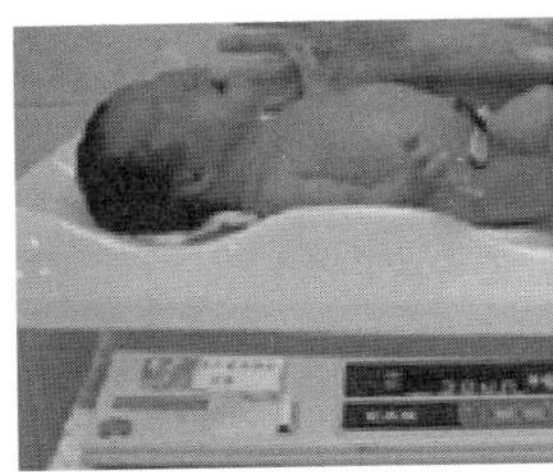
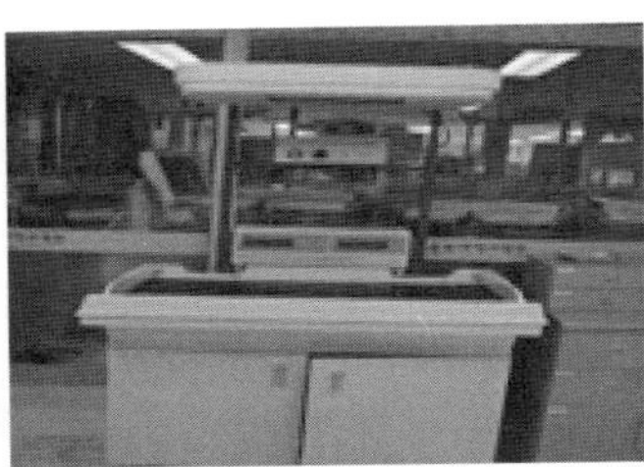
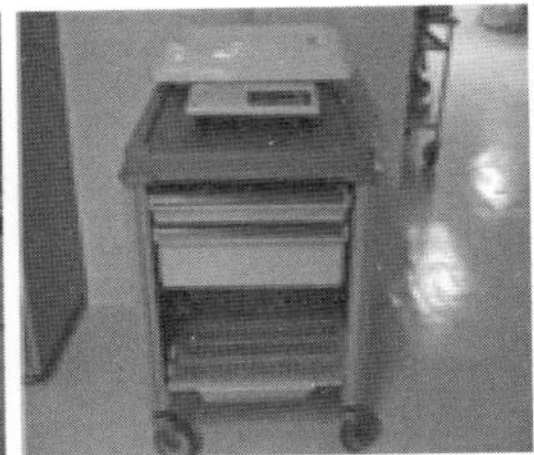

<그림 4-1 체중계>

3) 절차

(1) 체중계를 사용하기 전에 ZERO로 맞춘다.

(2) 아기옷과 기저귀를 벗긴다.

(3) 영아용 체중계에 눕힌다.
(단 인큐베이터에서 체중을 잴 수 있으면 인큐베이터에서 잰다.)

(4) 낙상 방지를 위해 아기를 몸무게를 잰 후 아기를 베시넷으로 내려 놓는다.
인큐베이터에 있는 아기는 인큐베이터 다시 넣는다.

(5) 내려놓은 후 몸무게를 기록한다.

4) 간호 및 유의사항

(1) 영아에게서 눈을 떼지 않고 안전에 유의하며 보온에 유의한다.

(2) 산소 사용 중인 경우 산소를 공급하면서 측정한다.

(3) 전날 것과 매일 비교 검토하여 증가와 감소를 관찰한다.

(4) 앞으로의 성장 사정을 위한 기준자료로 중요하다.

2. 머리둘레

1) 목적

(1) 정상적인 성장의 지표를 알기 위함이다.

(2) 뇌의 비정상적인 크기 유무를 확인하기 위함이다.

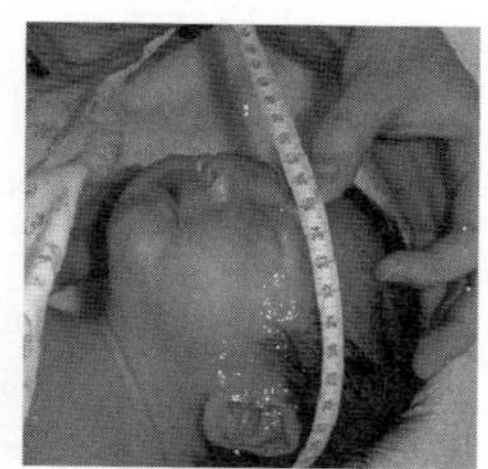

〈그림 4-2 머리둘레〉

2) 준비물품 : 줄자, 알코올솜

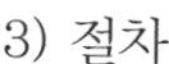

3) 절차

(1) 줄자를 알코올 솜으로 닦는다

(2) 앙아위로 아기를 눕힌다.

(3) 눈썹 바로 위와 가장 돌출된 부분을 지나도록 머리둘레를 측정한다.

(4) 정확한 측정을 위해 2회 반복해 잰다.

- 신생아 머리는 성인의 1/3크기이며 32-37cm범위에 있으며 평균 33-35cm이다.
- 머리둘레는 가슴둘레보다 2cm정도 크다.
- 머리둘레가 가슴둘레보다 작으면 소뇌증 혹은 봉합선 조기봉합이 의심된다.
- 머리둘레가 가슴둘레보다 4cm이상 크거나 이 상태가 지속되면 뇌수종을 의심해야 한다.

3. 가슴둘레

1) 목적

정상적인 성장의 지표를 알기 위함이다

2) 준비물품 : 알코올 솜, 줄자

3) 절차

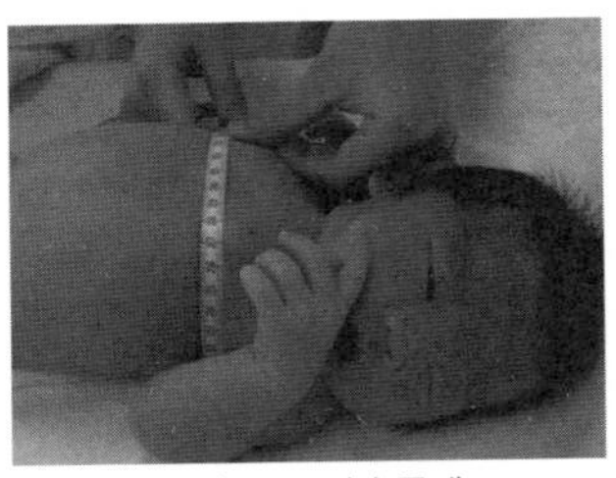
〈그림 4-3 가슴둘레〉

(1) 줄자를 알코올 솜으로 닦는다.

(2) 앙아위로 아기를 눕힌다.

(3) 뒷면은 견갑골 바로 밑에, 앞면은 젖꼭지 선 아래대고 호기시에 가슴주위를 두른다.

(4) 0.5cm까지 가슴둘레 수치를 표시하여 기록한다.

(5) 가슴둘레를 머리둘레 수치와 비교한다.

- 가슴둘레는 평균 32cm이다. 30-35cm 범위에 있다.
- 머리둘레보다 2-3cm작으나 분만 동안의 머리의 변형 때문에 처음에는 똑같아 보인다.
- 가슴둘레가 머리둘레보다 더 크기 시작하는 생후 1년이 될 때 까지 영아의 머리둘레와 가슴둘레는 거의 동일하다

4. 복부둘레

1) 목적

복부의 비정상적 징후를 발견하기 위함이다.

2) 준비물품 : 알코올 솜, 줄자

3) 절차

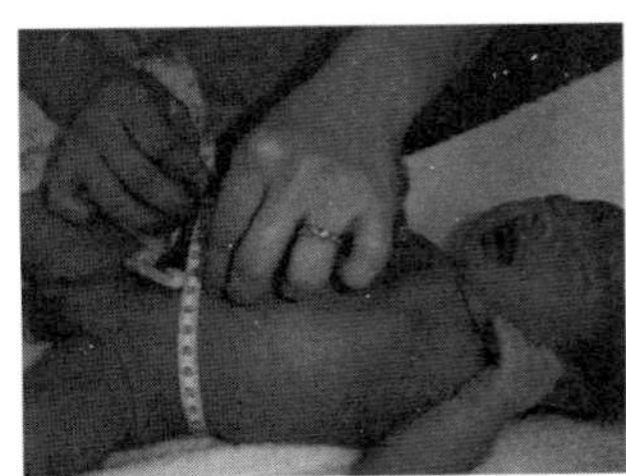
〈그림 4-4 배둘레〉

(1) 줄자를 알코올 솜으로 닦는다.

(2) 아기를 앙아위로 눕힌다.

(3) 호기시에 척추와 직각이 되게 등 뒤를 돌린 후 제대 바로 위를 지나도록 하여 측정한다.

• 복부팽만이 있는 경우는 매일 복부둘레를 잰다.

5. 신장

1) 목적

비정상적인 발달을 확인하기 위함이다.

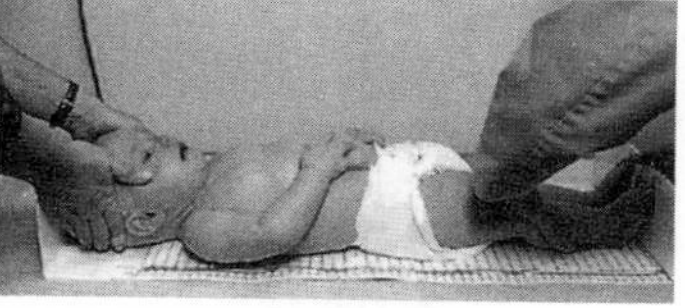
〈그림 4-5 신장〉

2) 준비물품 : 줄자, 또는 신장을 잴 수 있는 신생아진찰대, 알콜올솜

3) 절차

(1) 아기의 다리를 가능한 완전히 펴고 편평한 곳에 눕힌다.

(2) 두정부에서 발 뒷꿈치 까지의 길이를 잰다.

(3) 머리에 두혈종이나 산류가 있는 경우는 두정골 끝부분을 찾아서 잰다.

• 평균 신장은 48-55cm으로 본다.

2 :: 활력증후

1. 체온

1) 목적

신생아의 비정상적인 이상 징후를 파악하기 위함이다.

2) 준비물품 : 알코올 솜, 항문체온계, 윤활제 또는 증류수

3) 절차

(1) 처음에는 밀폐 항문을 확인하기 위해 항문체온계를 이용하여 측정한다.

(2) 항문 손상방지를 위해 윤활제 또는 증류수 묻혀 2-3CM 넣은 후 측정한다.

(3) 체온계를 넣은 후 아기가 움직이지 않도록 한다.

(4) 3분정도 지난 후 체온계를 꺼내어 눈금을 읽는다.

- 보통 액와 체온이 구강체온보다 1도정도 높고 구강체온보다 항문체온이 1도 정도 높다고 본다.
- 체온을 기록할 때는 측정방법도 기록해야 하며 매번 동일한 방법을 사용해야 한다.
- 저체온
  증상 : 무기력, 빈뇨, 부종 얼굴의 발적, 서맥, 무호흡, 저혈당, 산혈증, 과도한 산소의 요구도 증가와 대사성 산혈증, 성장지연을 초래할 수 있다.
  감별진단 : 패혈증, 시상하부 체온조절 미숙
- 고체온
  증상 : 산소 소비량의 증가, 심박출량의 증가, 열성 경련
  감별진단 : 패혈증, 시상하부 체온조절미숙, 탈수열,약물로 인한 발열

2. 맥박

1) 목적

비정상적인 이상 징후를 파악하고 심장의 반응을 알기 위함이다.

2) 준비물 : 청진기, 알코올솜, 초침시계

3) 절차

(1) 알코올 솜으로 청진기의 판막을 닦는다.

(2) 옷을 제거한 상태에서 심첨부위에 청진기의 판막을 대고 1분간 측정한다.

(3) 청진시 리듬, 부정맥 심장 잡음등의 여부를 사정한다.

- 정상범위 120-180회/분 깨어있을 때120-160회/분
- 빈맥 : 180회/분 이상
- 서맥 : 100회/분 이하

3. 호흡

1) 목적

비정상적이고 불규칙한 호흡을 사정하기 위함이다

2) 절차

횡격막과 복부근육의 움직임을 관찰하여 잰다

불규칙하면 호흡수를 1분간 측정한다.

- 정상범위 : 40-60회/분 이상
- 빈호흡 : 60회/분 이상
- 무호흡 : 20초 이상 호흡이 없는 상태, 이때 청색증이나 서맥이 동반되기도 함

4. 혈압

1) 목적

전신의 동맥혈압을 정확하게 간접측정하기 위함이다.

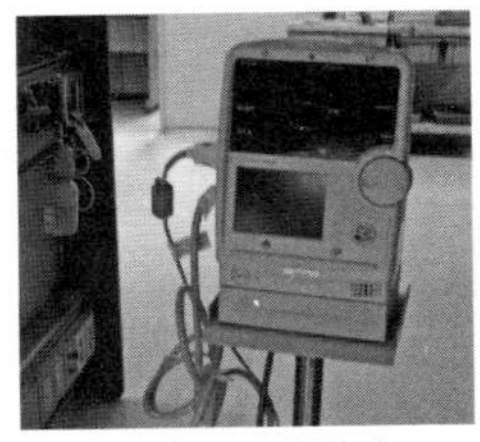

〈그림 4-6 혈압계〉

2) 절차

(1) 상완&상박길이의 1/2-2/3를 덮는 적적한 크기의 커프를 선택한다.

(2) 부정확한 혈압측정의 원인은 Cuff크기가 잘못된 경우이다.

(3) 혈압은 자동측정계(NIBP)를 이용하여 측정한다.

(4) 측정하고자 하는 부위에 Cuff를 감는다.

(5) Start 버튼을 눌러서 혈압을 측정한다.

(6) 혈압을 측정한 후 기록을 한다. (수축기압, 이완기압, 평균 혈압을 기록)

(7) 정상혈압은 80-45/60-40mmHg이다.

CHAPTER 05

질환별 간호 및 중재

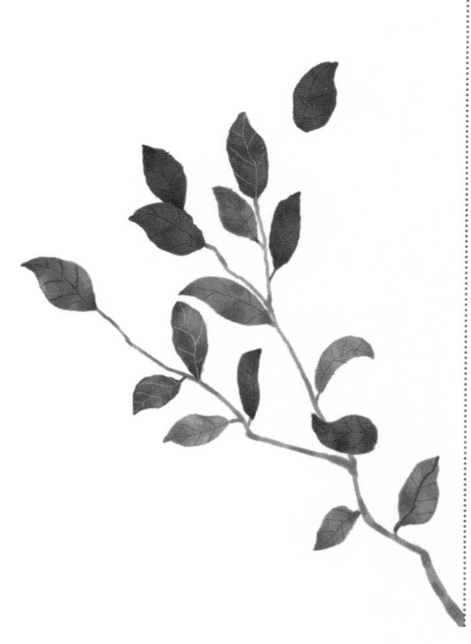

1. 일반적 간호
2. 신생아 호흡곤란증후군
3. 기관지 폐이형성증
4. 태변흡입증후군
5. 패혈증
6. 고빌리루빈혈증
7. 식도기관루
8. 선천성거대결장
9. 동맥관개존증
10. 에드워드증후군

■ Chapter 05 | 질환별 간호 및 중재

1 :: 일반적 간호

1. 신분확인

팔찌, 발찌 확인

2. 인수인계

아기 간호 시작과 동시에 다른 간호사는 신생아 분만실로부터 인계

3. 활력증상과 관련된 신체사정

눈으로 훑어보아 피부색 및 호흡양상 사정하고 특별한 호흡곤란을 보이지 않으면 신체계측 실시하고 다른 처치들을 마친 후 안정된 상태에서 활력증상 측정한다.

4. 신체계측

1) 체중(weight) : 전자 체중계의 zero point를 맞춘 후 깨끗한 수건을 깔고 난 뒤 아기를 올려놓고 표시된 체중을 기록한다.

2) 머리-발뒤꿈치 길이(head-to-heel length) : 굴곡된 몸을 완전히 펴

서 잰다.

3) 머리둘레 : 양 눈썹과 귀의 위 부분을 지나 두개 뒷부분의 후두융기를 둘러 가장 큰 둘레를 측정

5. 직장체온

항문 개방 확인 및 심부체온 측정, 3분간 시행 (36.6-37.2℃)

6. 목욕(bathing)

분만 시 생긴 태지, 양수 등을 제거하고 온몸을 살피며 신체 이상 유무를 관찰한다. 양쪽 귀를 막고 눈 안쪽에서 바깥쪽으로 닦은 후 두미 방향으로 씻어 내린다.

7. warmer

1) 미리 온도를 올려놓는다.

2) manual - 공기 온도를 기준으로 셋팅

3) servo - 아기 복부에 센서 부착 후 그 온도를 기준으로 셋팅

8. oil로 태지 벗기기

태지는 지성으로 물로 잘 닦이지 않으므로 멸균 거즈에 baby oil 을 묻혀 살살 닦아 낸다.

9. 제대간호

2Artery 1vein을 확인하고 아래쪽 방향부터 cutting한 부위로 도포한 뒤 절단면을 한번 소독한다. 소독액은 70% 알코올을 사용하는데 건조시켜 세균이 못 살게 하는 작용이 있다.

10. 눈 간호

vaginal Delivary한 아기는 임질균에 의한 안염을 예방을 위함이다. 0.5% erythromycin 연고를 적용한다.

11. 흡인

1) 비강 : 진공 흡인기(bulb syringe)를 사용하여 비강 내 축적된 점액을 제거해 호흡을 용이하게 해 준다.
2) G-Aspiration : 비강, 구강의 개방 여부, 태변 흡인 여부 사정. 비강-귓볼-검상돌기튜브의 길이를 사정한 후 양 쪽 비강이 모두 개방되어 있는지 사정하기 위해 두 번 시행하고 구강으로 다시 넣어 위 흡인을 해본다. 태변 흡인 유무를 확인 할 수 있다.

12. 비타민K 주사

신생아는 vit.K가 생후 8일정도 이후에 생성되기 시작한다. 그러므로 신생아의 출혈 질환을 예방하기 위해 0.5cc vit.K를 외측광근(vastus lateralis muscle)에 주사한다.

13. B형 간염 예방접종

1) HBsAg(-)산모 : 출생 2개월 내에 투여해도 됨, 2000g이상 미숙아의 경우 퇴원 직전에 접종, 그 이하인 경우 2개월까지 기다린다.
2) HBsAg(+)산모 : 재태 기간, 출생체중에 관계없이 출생 후 12시간 이내에 예방 접종을 한다.

14. 활력징후

1) 호흡 : 흉부 오르내림을 보며 1분간 사정하고 비익호흡이나 흉부견축, 신음, 청색증을 보이는지 살핀다. 포화도를 사정하여 급하면 O2부터 공급한다. (30-60회/분)
2) 맥박 : 청진기를 알코올솜으로 소독하고 심첨맥박을 1분간 듣는다. (120-160회/분)
3) 체온 : 등 피부체온 5분간 측정(36.5-37.5℃)
4) 혈압 : 사지 혈압을 잰다.

15. 보호자 입원에 관련된 설명 및 간호기록

2 :: 신생아 호흡곤란증후군(RDS)

1. 정의

신생아 호흡 곤란 증후군(RDS)은 폐의 발달이 미숙하여, 폐의 지속적인 팽창을 유지 시켜 주는 물질인 폐표면 활성제가 부족하여 무기폐를 초래하는 대표적인 진행성 호흡부전의 하나이다.

2. RDS 원인

1) 폐 미숙에 의한 폐내 표면 활성제의 생성 및 분비 부족 – 호흡곤란증후군의 주된 기전이다.
2) 폐의호흡 구조상 폐포내의 공기 교환 공간의 미숙 및 alveolar endothelial membrane의 부적당 등에 의한 가스 교환 부족
3) 외형적으로 high compliant chest wall로 인하여 폐가 허탈 되는 것에 대한 저항이 적어 잘 허탈해지는 것 등이 요인이다.

3. 병태생리

1) Sufactant부족에 의한 무기폐
2) 폐포에서의 공기 교환의 부족으로 저산소증, 고탄산혈증, 산증의 가중
3) 폐 compliance의 감소, 저항의 증가, FRV의 감소 등 호흡 생리의 장애
4) 여러 가지 장기 합병증 유발

4. 임상증상

1) 빈호흡(70회/분 이상)

2) 호기성 신음

3) 심한 함몰호흡

4) 청색증(40%이상 산소치료에서)

5) 심한흡기부족

6) 지속적인 무호흡증

7) 동맥혈 가스 분석상 PaO2 <50mmHg in 60% O2 PaCO2 >60mmHg, pH <7.25

8) 전신부종, 장관 마비(ileus), 감뇨 등 타 장기 부전 소견 동반.

9) 동맥관 개존에 의한 혈류의 증가나 울혈성 심부전으로 인한 폐부종이 가중된다.

5. 진단

1) 출생 전후 폐 성숙도 진단

(1) L/S ratio(amniotic fluid)<2

① 표면 활성제의 인지질 중 가장 중요한 성분인 DPPC(lecithin) 치는 폐가 성숙됨에 따라 임신 30~34주부터 양수 내에서 증가하기시작하여 말기에 현저하게 증가되나, 또 다른 인지질 중의 하나인 sphingomyelin은 임신 말기에도 큰 변화가 없다.

② 출생 전 양수 검사나 출생 후 신생아의 위액에서 L/S비를 측정하면 태아나 신생아의 폐의 성숙도를 판단할 수 있고, 이는 곧 RDS의 예견 및 진단에 도움을 주는 소견이다. 일반적으로 제태기간 36주 이상에서는 L/S비가 2.0이상으로 나타 나는데 이는 태아의 폐 성숙을 의미한다.

(2) Shake test(포말 안정 검사)

양수나 위액에 동량의 95% ethanol을 섞어서 15초 동안 흔든 후 15분을 방치한 다음 band의 형성을 보는 방법으로, 표면 활성제의 충분한 양의 존재를 판단하는 간편한 검사법이다.

2) 출생 후 진단

(1) 방사선 소견

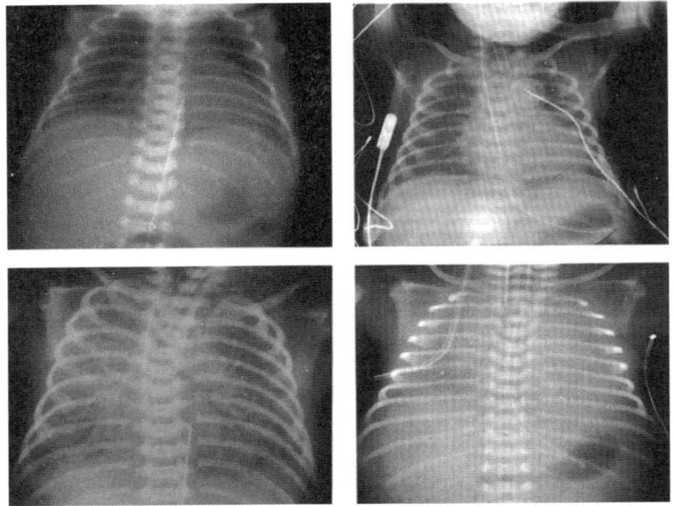

<그림 5-1 폐 방사선 촬영사진>

① 특징적인 소견으로는 폐포의 허탈로 인한 과립상 음영(diffuse granular density) 이 ground appearance로 보인다.

② 심한경우 전 폐가 total white out의 양상으로 심장과의 경계가 불분명할 때도 있다.

③ 허탈 된 폐의 상부 기관지엽에서 페포강으로 공기가 들어가지 못하여 기관지엽이 늘어나 있는 공기 기관지 음영을 보인다.

④ 일반적으로 방사선 소견은 RDS의 임상 정도와 연관 관계가 있는데 가끔 일치하지 않는 경우도 있다.

(2) 동맥혈가스분석 및 혈액검사

① 저산소증, 고탄산혈증,산증등을 보인다. 특히 초기에 호흡 산증이 시작되어 나중에 호흡 및 대사의 혼합형 산증을 나타내기도 한다.

경피적으로 조직의 낮은 산소포화도를 보인다.

② 혈액 검사상 저혈당증, 저나트륨혈증, 고칼륨혈증, 저칼슘혈증, 급성 신부전 소견을 보이고 드물게 SIADH소견을 보일 수 있다.

(3) 초음파검사

뇌실 내 출혈의 동반 시 뇌 초음파 검사 상 확인 할 수 있다.

6. 치료

1) 출생 시 처치

(1) NICU가 있는 의료기관에서 분만이 이루어지도록 하고 분만즉시 필요하면 심폐소생술을 시행한다.

(2) 저체중 출생아의 일반적인 원칙인 gentle handing과 minimal 간섭이 중요하다.

2) 일반적 처치

(1) 체온유지 및 일반적 요법

중심체온이 36.5~37.5°C가 되도록 체온유지, 열손실 방지, 혈량 저하증과 저혈압증 치료, 혈색소 유지, 산증 치료, 감염 방지, 수액 요법, 고칼륨혈증의 교정, 저칼륨혈증의 교정 등 일반적인 대증요법을 한다.

(2) 수액공급

① 첫 48시간 동안, 또는 이뇨가 개시될 때까지 10%포도당액 65~75mL/kg로 수액을 제한하여 공급하고 점차 늘려서 나중에 120~150mL/kg로 공급한다.

② 생후 1주일까지 10%의 체중감소를 고려하면서 수액 섭취량,소변량, 소변 농도, 혈청 전해질 농도를 면밀히 조사하여 조금씩 수액량을 증가시킨다.

(3) 배꼽혈관 도관술 및 중맥정맥 삽입술

호흡 곤란 및 산소 공급시에는 혈액 가스 검사를 자주 하거나 장기간 수액 공급이 필요할 때에는 배꼽동맥이나 정맥의 도관술이나 중심정맥 삽입술이 추천된다.

(4) 호흡관리

① 산소치료, 필요시 기도삽관을 하여 인공 환기 요법을 실시한다.

② 일반적인 인공 환기 요법의 기준은 동맥혈 pH<7.2, PaCO2 .60mmHg, PaO2<50, 지속적인 무호흡증이 있을 때이다.

③ 신생아 RDS에서 일반적으로 적용되는 인공호흡기의 첫 적용 방법은 최대 흡기 압력 20cmH2O, 호기 종말 양압 4cmH2O, 산소 흡입 농도 0.21~1.0, 호흡 횟수 40~60 회/분, 흡입 호흡 시간 0.4초이다.

(5) 인공 폐 표면 활성제의 보충 요법

① 투여 시기에 따라 출생 직후 미숙아 등에서 RDS의 발병을 예견하여 출생 직후에 투여하는 예방적 요법과 증상의 출현 후에 치료하는 치료적 요법이 있으며 일찍 투여할수록 더욱 효과적이다.

② 부족한 폐표면 활성제를 인공적으로 만들어 제제화 된 것을 기도삽관된 상태에서 튜브를 기도로 넣어서 폐에 투입하여 collapse 된 폐포를 펴지게 유지하여 환아의 산소화 및 호흡을 용이하게 하는 방법으로, 이는 인공 환기 요법과 함께 실시한다.

③ 투여 후 효과는 환아의 산소화를 개선시키고 인공 환기의 MAP를 낮출 수 있으며 폐 유연성이 개선되고 흉부 방사선 소견이 개선된다.

7. 합병증

1) 미숙아 망막증(ROP)

(1) 극소 미숙아에서는 산소공급 없이도 발생한다.

(2) 산소치료를 받은 임신36주 미만과 출생체중 2,000g 미만, 산소치료를 받지 않은 출생 체중 1,000g 미만은 생후 4~8주에 안과 의사의 선별 검사를 받으며 필요에 따라 2~3주 마다 추적 관찰할 것을 권장한다.

2) 기관지폐이형성증(BPD)

(1) 원인으로 고농도의 산소와 양압환기의 압력상해가 주원인이며 출생체중 1.500g 이하에서 발생률이 높다.

(2) 생존하는 신생아에서는 수개월~2년에 걸쳐 차차 회복된다.

3) 동맥관 개존

진단은 증상, 흉부 가슴사진, 심초음파 검사로 하고, 치료는 in-dometacin을 0.2mg/kg을 12~24시간 간격으로 3번 주사한다. 요즈음은 Ibuprofen을 사용하기도 한다.

8. 간호사정

1) 청색증, 60회/분 이상의 빈 호흡, 흉부견인, 무호흡, 코의 벌렁거림, 심잡음, 창백

2) 금식, 체중감소, 피부두께 감소, 탈수

3) 부모의 긴장감 증가, 두려움, 걱정, 후회, 정보요구, 우울, 정보의 부적절한 이행

9. 간호진단

1) 불충분한 계면활성 물질과 관련된 가스교환장애
2) 호흡곤란과 관련된 영양부족
3) 환아 분리에 관한 지식부족과 관련된 부모의 불안
4) 가정간호와 관련된 지식부족

10. 간호중재

1) 불충분한 계면활성 물질과 관련된 가스교환장애
   (1) 매시간 폐음청진과 ABGA 또는 CBGA를 모니터링해 호흡상태를 사정한다.
   (2) 매시간 환아 호흡상태와 호흡곤란의 정도의 변화를 사정하고 기록한다.
   (3) 보육기 습도를 올려주어 분비물 배출을 돕는다.
   (4) 기관, 구강내 흡인을 실시한다.
   (5) 환아의 활력징후를 측정하고 모니터상 산소포화도를 측정한다.
   (6) 합성 계면활성 물질투입을 돕는다.
   (7) 계면활성 물질 투여 후 인공호흡기 간호를 실시한다.
   (8) 합병증 여부를 사정한다.
   (9) 적절한 수분을 공급한다.
2) 호흡곤란과 관련된 영양부족
   (1) 섭취량과 배설량을 관찰하고 매일 체중을 측정한다.
   (2) 혈중 전해질 농도를 사정한다.
   (3) 호흡상태가 안정 될 때까지 정맥영양, 장기간 금식시 정맥중심혈관을 확보해 총 비 경구 영양을 실시한다.
   (4) 호흡상태가 안정되면 경구수유의 가능성을 사정하기 의해 영아에

게 소독된 물을 소량씩 투여한다.

(5) 빠는 반사, 삼킴 반사가 강하지 않거나 32주 미만 미숙아의 경우 흡인의 위험성이 있으므로 비위관 튜브를 통해 수유시킨다.

(6) 위관수유소화상태가 양호하고 빠는 반사와 삼킴 반사가 적절하면 병수유를 시도 한다.

3) 환아 분리에 관한 지식부족과 관련된 부모의 불안

(1) 환아의 상태에 관한 질문에 직접적이고 솔직하게 대답한다.

(2) 필요 시 주치의를 연결해 환아의 상태와 치료에 관해 들을 수 있게 한다.

(3) 면회 시 가능하면 환아를 만지도록 한다.

(4) 환아의 입원기간 동안 부모에게 정서적 지지를 제공한다.

(5) 부모가 아기를 방문할 수 없을 때는 전화하도록 한다.

4) 가정간호와 관련된 지식부족

(1) 부모에게 호흡곤란의 징후와 이에 따른 대처법을 가르친다.

(2) 충분한 시간을 두고 수유연습을 시킨다.

(3) 모니터 작동법과 산소 투여법을 가르치고 필요하면 퇴원 시 가지고 가도록 한다.

(4) 밝은 색 이용, 발달 정도에 맞는 장난감, 말하기, 등을 통해 환아에게 자극을 주도록 가르친다.

(5) 부모에게 환아가 응급상황 시 대처법과 심폐소생술을 가르친다.

(6) 부모에게 정서적 지지를 통해 환아를 돌보는데 자신감을 가지고 적극적으로 임하도록 격려한다.

11. 간호 평가

1) 불충분한 계면활성 물질과 관련된 가스교환장애

(1) 계면활성제 투여 후 환아의 폐사진이 호전을 보이며 환아는 적절한 가스수치를 유지한다.

(2) 환아의 호흡곤란 증상이 완화되었다.

2) 호흡곤란과 관련된 영양부족

(1) 환아의 몸무게 감소가 정상 범위내에 있으며 탈수 증상이 없다.

(2) 환아의 수유진행이 무리 없이 되고 있다.

3) 환아분리에 관한 지식부족과 관련된 부모의 불안

(1) 부모는 걱정과 느낌을 의료진에게 표현한다.

(2) 부모는 환아의 상태와 치료에 관해 정확하게 이해하고 있다.

4) 가정간호와 관련된 지식부족

(1) 부모는 환아에게 수유를 능숙하게 잘한다.

(2) 호흡곤란 증상을 정확히 알고 이에 적극적으로 대처한다.

(3) 모니터 작동법과 산소 투여 시 주의점을 정확히 안다.

(4) 부모는 환아를 돌보는데 자신감을 가지고 있다.

표면활성제의 기능과 작용

- 표면활성제는 surface active agent의 합성어로 폐표면 활성제 또는 계면 활성제라고 하며 폐포에서 표면장력의 저하와 폐포의 안정성 유지를 통해 폐포의 허탈을 방지하는 것이 가장 주된 작용이고 그 밖에 방어력 유지, 감염 방어 작용, 면역 반응 조절 기능 등을 한다.

3 :: 기관지 폐이형성증(Broncopulmonary dysplasia, BPD)

1. 정의

1) 생후 28일 이후, 또는 재태 기간 36주를 지나서도 산소투여가 필요하고, 특징적인 흉부 방사선 소견을 보이는 경우 생후
2) 첫 일주일간 호흡기 치료를 받았던 RDS 미숙아에서 주로 발생하며 기계적 환기치료 시 고농도 산소 및 양압(삽관을 통한)에 의한 기도점막과 폐포의 압력상해가 원인으로 폐쇄성 모세기관지염과 폐간질 섬유화가 특징적으로 나타나는 점진적 만성 폐질환이다.

2. 빈도

체중<1500gm 인공 환기요법 환아의 15~38%가 주로 발생한다.

3. 병태생리

1) 산전의 감염이나, 산후 호흡기 치료로 인한 기도 및 폐포의 손상, 활성산소, 동맥관 개존증 및 감염 등에 의한 염증성 매개물질이 폐포와 폐혈관의 장애를 초래함으로 생긴다고 알려져 있다.
2) 초기에는 폐포나 간질의 부종, 기관지 점막의 손상이나 화생, 비후 등으로 무기폐와 작은 기종이 여러 부위에 복합적으로 발생하면서 만성 폐질환으로 이행 되면, 폐쇄성 모세기관지염과 폐 간질 섬유화가 특징적으로 나타난다.

4. 임상증상

1) 호흡 곤란

빈 호흡, 빈맥, 흉부함몰, 비익 확장, 저산소증, 고 탄산증, 천식음

2) 성장장애

체중증가 불량, 따라잡기 성장 실패

5. 진단

흉부 X선 소견 : 폐의 부종과 섬유화에 의한 무기폐와 폐기종이 관찰된다.

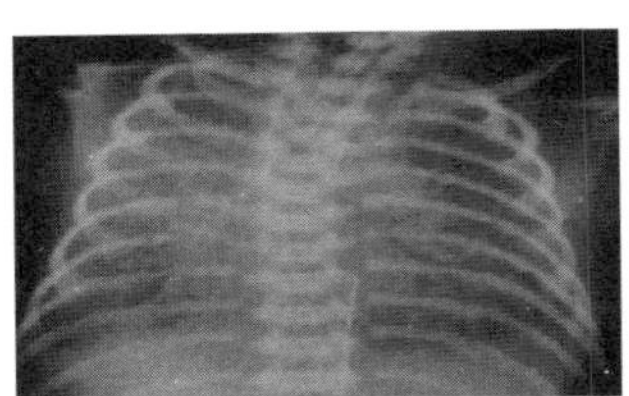

〈그림 5-2 폐 방사선 촬영사진 〉

〈표 5-1 BPD의 진단적 기준〉

재태기간	32주 미만	32주 이상
평가 시점	월경후 주령 36주와 퇴원 시점중 빠른 시기에 21%가 넘는 산소를 적어도 28일 이상 투여	생후 28일에서 56일 사이 또는 퇴원 시점중 빠른 시기에 21%가 넘는 산소를 적어도 28일 이상 투여
경증 BPD	월경 후 주령 36주와 퇴원 시점 중 빠른 시기에 산소 투여 중단	생후 56일 또는 퇴원 시점 중 빠른 시기에 산소 투여 중단
중등증 BPD	월경 후 주령 36주와 퇴원 시점 중 빠른 시기에 30%미만의 산소투여 필요	생후 56일 또는 퇴원 시점중 빠른 시기에 30%미만의 산소투여 필요
중증 BPD	월경 후 주령 36주와 퇴원 시점 중 빠른 시기에 30%이상의 산소나 양압환기 둘 다 또는 어느 하나가 필요	생후 56일 또는 퇴원 시점 중 빠른 시기에 30%이상의 산소나 양압환기 둘 다 또는 어느 하나가 필요

6. 치료

1) 산소투여

산소포화도 90~95%유지, hood, nasal prong 이용

2) 호흡기 치료

가능한 빨리 호흡기 이탈을 유도하여 압력이나 산소독성에 의한 기도 손상을 줄이도록 한다.

3) 수액요법

폐 간질 수분을 감소시키기 위해 수액공급은 최소로 유지한다.

110~150ml/kg/일

4) 동맥관개존증은 발견 즉시 치료한다.

5) 영양공급

성장에 필요한 칼로리 공급, 120~150kcal/kg/일

6) 약물요법

(1) 이뇨제

① 폐의 수분량을 줄임과 함께 기도확장을 시킴으로 폐 저항을 낮추고 폐탄력성을 호전 시킨다.

② Furosemide, chlorothiazide

(2) 기관지 확장제

① Beta-adrenergic agonist (NS와 섞어 nebulize함)

② Theophylline

(3) 스테로이드

① 통상적 사용은 금기이며, 적응증에 따라 최소기간 사용한다.

② Dexamethasone

7) 수혈

산소의존이 있는 미숙아의 경우 Hct 30~35%로 유지한다.

8) 만성폐질환 예방을 위해 항산화제인 Vit.E나 기관지 상피세포에 도움

을 준다고 알려진 Vit. A 등을 고려할 수 있다.

7. 합병증

1) 성장 지연, 신경 운동 지연, 부모의 스트레스, 신석증, 골 감소증, 성문하 협착이 올 수 있다.
2) 심부전과 감염이 가장 흔한 사망 원인이다.
3) 예후

   대부분 1년 정도 후면 산소를 떼게 되며 호흡기계 감염이 높아 퇴원후 재입원 가능성이 높다. (첫1년간 재입원 50%, 2차년도 37%, 이후는 비교적 예후가 양호함)

8. 간호사정

빈 호흡, 빈맥, 청색증, 흉부견인, 비익확장, 비정상적 호흡음(나음, 수포음), 비정상적 동맥혈 가스분압

9. 간호진단

1) 분비물 배출의 어려움과 관련된 비효율적 기도청결
2) 호흡곤란 및 수유곤란과 관련된 잠재성 영양결핍
3) 만성 질병과 관련된 부모역할 장애
4) 가정간호와 관련된 지식부족

10. 간호중재

1) 분비물 배출의 어려움과 관련된 비효율적 기도청결

(1) 호흡양상 (호흡수, 호흡음, 리듬, 깊이, 흉부견인 정도) 및 피부색을 자주 사정한다.

(2) 동맥혈 가스분압이나 경피적 산소 포화도를 감시하며 필요시 산소를 공급한다.

(3) 흉부물리요법과 흡인을 실시하고 체위변경을 2시간마다 한다.

(4) 필요시 처방에 따른 기관지확장제를 투여한다.

(5) 적절한 습도를 제공한다.

2) 호흡곤란 및 수유곤란과 관련된 잠재성 영양결핍

(1) 섭취량, 배설량을 관찰하고 동일조건에서 매일 체중을 측정한다.

(2) 혈청 알부민을 사정한다.

(3) 고열량식이를 제공하고 수유시간을 충분히 주며 필요시 비 위관영양을 한다.

3) 만성 질병과 관련된 부모역할 장애

(1) 부모의 역할수행정도를 사정한다.(안는 법, 달래는 법, 수유법, 환아와 언어적, 비언어적 대화하는 법)

(2) 부모의 스트레스 요인을 사정한다.

(3) 부모 역할을 수행할 수 있는 지식과 기술을 습득하도록 돕는다.

(4) 환아에 대한 느낌을 가족의 삶에 대해 토론하는 기회를 제공한다.

4) 가정간호와 관련된 지식부족

(1) 질병과정과 치료에 대한 이해 정도를 사정한다.

(2) 불안 정도를 사정한다.

(3) 질병과정과 치료 및 간호에 대해 교육한다.

(4) 부모에게 두려움을 표현하고 질문할 수 있는 기회를 제공한다.

11. 환자교육

1) 부모에게 질병과정과 치료 및 간호에 대해 교육한다.

2) 습도조절, 호흡곤란증후군의 증상, 산소농도조절, 모니터사용법, 투약법, Nebulizer사용법, 수유방법, 위관삽입법 및 위관영양, 질식 시 대처법등을 교육한다.

12. 평가

1) 분비물 배출의 어려움과 관련된 비효율적 기도 청결
   (1) 호흡곤란 증상이 없다.
   (2) 호흡음이 정상이다.
   (3) 동맥혈 가스분압이 정상이다.

2) 호흡곤란 및 수유곤란과 관련된 잠재성 영양결핍, 체중 감소가 없다.

3) 만성 질병과 관련된 부모역할 장애
   (1) 부모는 자녀에 대한 긍정적 행동 및 느낌을 표현한다.
   (2) 부모-자녀 애착행위가 증진된다.

4) 가정간호와 관련된 지식부족
   (1) 가정간호에 대해 이해한다고 말로 표현한다.
   (2) 가정간호에 대해 설명한다.

4 :: Meconium aspiration syndrome(MAS, 태변흡인증후군)

1. 정의

태변흡인증후군이란 신생아가 태어나기 전 질식성 스트레스로 인해 자궁 내로 태변이 유출되어 그것을 흡인하여 폐렴 및 호흡곤란을 유발하는 질환이다.

2. 병태생리

1) 태변

재태연령 14-16주에 나타남, 75%가 물이며 mucopolysaccharide, 장의 분비액, 담즙, 태지, 솜털, 췌장 효소, 유리지방산 등으로 구성

2) 자궁 내 태변배출의 기전

태아 저산소증, 산혈증, 감염으로 인한 항문 괄약근의 이완, 위장관 운동의 항진, 만삭아나 과숙아의 위장관 성숙으로 인해 위장관 호르몬인 motilin의 증가,

이외 태반 순환이나 기능 장애, 양수 과소, 제대 압박 등

3) 기도 폐쇄

태변이 양수내로 배출 ➡ 태변을 삼키거나 흡인하면 자궁 내 질식 상황이 흡인된 태변을 하부 호흡기로 이동시킴 ➡ 부분적 기도 폐쇄 및 하부 호흡기의 공기 폐색, 과팽창 ➡ Ball valve 현상(공기가 흡기 시 폐에 유입되었다가 호흡통로의 협착으로 배출되지 못하고 갇히는 현상) ➡ 공기를 마시려고 할 때마다 더 많은 태변을 흡입 ➡ 호흡곤란으로 인한 과팽창, 저산소증, 산증 ➡ 폐혈관 저항 상승 ➡ 동맥관 개존(RL shunt) ➡ 저산소증 심화

4) Surfactant 비활성화

유리지방산 성분이 많은 태변은 surfactant보다 최소 표면장력이 높아 surfactant가 활성화 되지 못하며, 폐포의 무기폐를 초래한다.

5) 화학적 폐렴

효소, 담즙, 지방 성분이 있는 태변은 기도와 그 주변을 자극하여 cytokine을 분비하게 하며, 이는 출생 수 시간 내에 광범위한 폐렴을 야기 한다.

3. 임상증상

1) 외관

피부 및 손톱, 탯줄이 푸른 태변으로 착색되어 있다.

2) 호흡기 증상

(1) 부분적 기도폐쇄

ball-valve 현상으로 인해 흡기는 가능하나 호기가 원활하지 않아 생기는 흉곽의 팽창, 수포음 청진

(2) 기도 말단 까지 폐쇄

환기 장애 및 O2 공급 불량으로 인한 저산소증, 빠른 호흡, 흉곽함몰, 과팽창으로 인한 barrel chest, 호기 시 끙끙거리는 소리(grunting), 코를 벌렁 거리는 것(nasal flaring), 청색증 혹은 창백한 피부, 완전 기도 폐쇄 : 원위부의 무기폐

3) 질병의 진전으로 인한 증상

생기 잃은 모습, 스트레스로 인한 저체온, 저혈당, 저 칼슘혈증

4. 진단

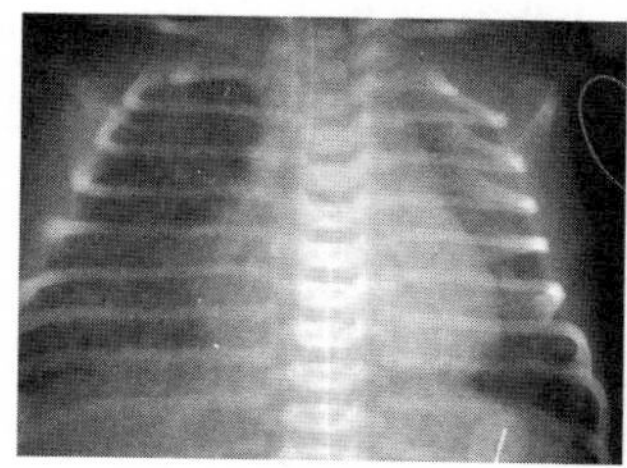
<그림 5-3 태변흡인증후군 환아, 생후 1일>

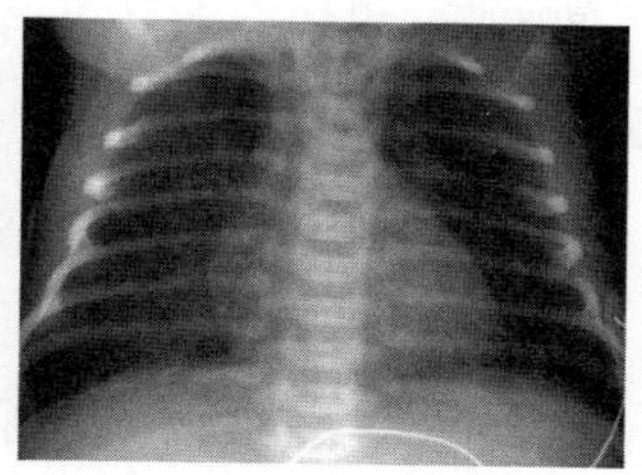
<그림 5-4 같은 환아, 생후 2일>

1) 후두경을 통해 호흡기와 성대에 태변이 보임
2) 방사선소견-양측 폐의 과 환기, 폐문주위의 불규칙한 음영 증가.
3) 동맥혈 검사 상 대사성, 호흡성 산증
4) 말초 산소포화도 저하
5) 심초음파 상 RL shunt

5. 치료

1) 예방

태변흡인을 예방하기 위해 어깨가 분만되기 전 연구개를 철저히 흡인
필요에 따라 후두경하에 태변을 확인, 제거

2) 직접기도흡인이 필요했던 환아의 이후 치료
   (1) 증상이 있는 환아에서 기도 내 태변이 흡인되지 않았다면 E-T tube를 꽂아두고 30분~1시간 마다 physiotherapy와 함께 기도 흡인(+구강흡인)을 시행
   (2) 동맥혈 가스 분석 시행
   (3) 산소화정도 감시(경피적 산소포화도)
   (4) 흉부방사선 촬영
   (5) 항생제 사용

흉부 방사선 상 침윤이 있으면 세균성 폐렴과 구분이 어려우므로 혈액배양 검사를 실시 후 광범위 1차 항생제를 사용

(6) 산소공급 : 동맥혈 산소분압을 80-90mmHg이상 유지하도록 (만삭아의 경우 ROP발생 위험이 미미하여 관대하게 산소를 줄 수도 있다.)

(7) 기계적 인공환기법 : PaCO2 > 60mmHg 또는 PaO2< 50mmHg

(8) 고식적 인공환기요법 : PEEP 4-5cmH2O 약간 낮게, 무기폐, 과팽창, 폐 유순도 저하 등이 발생시 MAP를 높게, 상태의 악화 시 Air leak를 먼저 의심

(9) 고빈도 인공환기요법(HFV) : 고식적 인공환기요법에 반응이 없거나 air-leak이 있을 때, 심한 경우 낮은 빈도수(6-10Hz)가 효과적

(10) 폐표면 계면활성제 : 심한 태변흡인증후군

6. 합병증

1) 기흉

2) 지속적 폐 고혈압

3) 저산소증에 노출된 정도에 따른 중추 신경계 장애

4) 청각 장애

5) 유사 천식 증상 등

7. 간호사정

1) 호흡곤란의 증상(좋지 않은 피부색, 벌어진 입, 찡그린 얼굴, 주름진 이마)

2) 흉부 모양, 대칭성

3) 부속근육의 사용: 비익호흡, 흉골하, 늑간, 쇄골하 함몰

4) 호흡률과 규칙성

5) 호흡음 청진

6) 흡인 필요성

7) 삽관하지 않은 경우 울음에 대해 기술

8) 산소농도와 공급방법

9) 삽관한 경우 관의 크기, 호흡기와 setting의 유형

10) 경피적 산소, 이산화탄소 측정

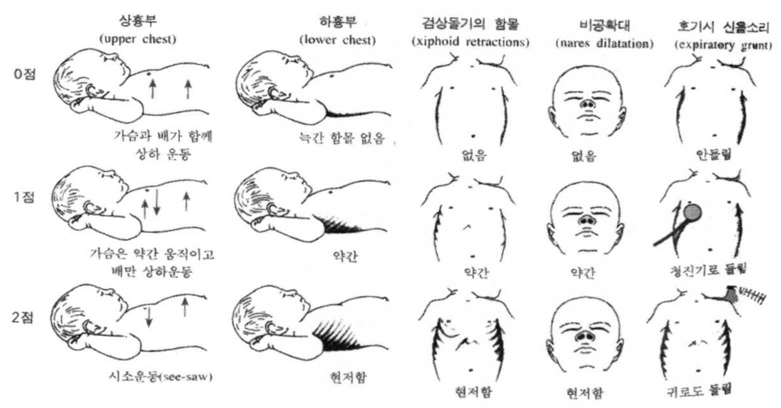

〈그림 5-5 호흡곤란의 평가를 위한 기준〉

8. 간호진단

1) 기도폐쇄, 과환기와 관련된 비효율적 호흡양상

2) 저 산소증과 고 이산화탄소혈증과 관련된 손상의 고 위험성

9. 간호중재

1) 기도폐쇄, 과환기와 관련된 비효율적 호흡양상

(1) 가스교환에 적절한 체위를 취한다.

(2) 목의 과 신전을 방지한다.

(3) 흡인으로 비 인두, 기관지에 있는 점액 제거 및 적절한 흡인 기술 사용한다.

(단 ,흉곽 청진, 산소 저하, 영아의 안절부절함 증가 등의 필요시에만)

(4) 처방에 따라 타진, 진동, 체위배액법 시행한다.

(5) 호흡부전 증상 관찰한다.

(6) 처방된 산소요법 제공한다.

(7) 산소 소모량의 감소를 위해 적절한 습도를 유지 한다.

2) 저산소증과 고 이산화탄소혈증과 관련된 손상의 고 위험성

(1) 호흡부전 증상 관찰한다.

(2) 처방된 산소요법 제공한다.

(3) 산소 소모량의 감소를 위해 적절한 습도를 유지한다.

(4) 호흡 보조 기계의 기능을 이해하고 환아에게 적용한다.

(5) 인공호흡, 산소 요법에 대한 아기의 반응을 사정 관찰한다.

10. 환자교육

1) 부모에게 아기경과에 대한 정보를 수시로 제공한다.

2) 정보제공은 정직하게 하고 아기 상태가 위중하며 급격히 변화할 수 있음을 시사해야 한다.

3) 필요시 연락 가능한 전화번호 등을 받고 상황변화에 적절한 대처를 하도록 한다.

11. 평가

1) 기도폐쇄, 과환기와 관련된 비효율적 호흡양상

(1) 호흡곤란 증상이 없다.

(2) 아기의 나이와 체중에 따른 적절한 호흡수와 호흡양상 유지한다.

2) 저산소증과 고 이산화탄소 혈증과 관련된 손상의 고 위험성

(1) 재태 주수에 따른 적절한 동맥혈 가스와 산 염기 평형 유지한다..

(2) 적절한 조직산소화를 유지한다.

5 :: 패혈증(sepsis)

1. 정의

패혈증은 혈류에 세균감염이 있는 상태를 말한다.

2. 원인

1) 박테리아, 바이러스, 진균 드물게 protozoa가 신생아 패혈증을 유발한다.

2) 조발형(early onset) 패혈증의 가장 흔한 원인균은 Group B streptococci(GBS)와 산모의 생식기로부터 온 장내 세균(enteric bacteria)이며, 지발형(late onset)은 GBS, herpes simplex virus(HSV), enterovirus, E. coli K1 등을 들 수 있다.

3) 우리나라에서는 조발형 GBS 감염은 극히 드물다.

4) 극소 저출생체중아에서 지발형 패혈증의 가장 흔한 원인균에 candida coagulase negative staphylococci(CNS) 등이 있다.

5) 임신 또는 분만 중에 모체가 감염되어 있다 던지 양수가 미리 새어나온 경우, 혹은 난산 위험요소가 있을 경우에 패혈증에 걸릴 가능성이 높다.

6) 특히 미숙아의 경우에 신생아 중환자실에서 여러 가지 복잡한 치료를 받고 있는 경우 병원 내 감염의 위험성이 높아진다.

3. 증상

1) 신생아는 무기력하고 식욕감퇴, 체중증가부진, 불안정 등의 증상이 흔하다.
2) 후기에는 탈수증과 쇠약증상이 현저하게 나타난다. 구토와 설사는 거의 30%에서 나타나고 복부팽만이 현저하다.
3) 비정상적 호흡(무호흡, 빈호흡,청색증)이 20-30% 의 환아에게서 나타난다. 황달이 출생 직후 또는 얼마 후에 나타날 수 있으며, 생리적 황달과 혼동되는 수가 있다.
4) 저혈당증은 주로 그람 음성 균주 감염에만 나타난다. 열은 있을 수도 있고, 없을 수도 있다. 즉 체온은 정상보다 낮을 수도 있고 정상 범위 안에 있을 수 도 있으나 변동이 많다. 간, 비장이 증대되어 있고, 출혈성 경향이나 피부공피증이 나타나기도 한다.
5) 패혈증 후기의 증상에는 뇌부종, 후천성 호흡 곤란 증후군, 폐동맥 고혈압, 심부전, 신부전, 고빌리루빈혈증, 간기능 효소치 증가를 나타내는 간세포성 질환, PT, PTT의 연장, 패혈성 쇼크, 부신 부전증, 부신 출혈, 골수 부전(혈소판 감소증, 백혈구 감소증, 빈혈)과 범발성 혈액응고 장애 등이 있다.

4. 진단

1) 패혈증의 진단은 혈액 배양으로부터 세균을 검출하는 것이 가장 중요한 소견이며, 막연한 질병이 있을 때에는 항상 혈액 배양을 해보아야 한다.

2) 신체 각 부위의 병소(피 부, 제대, 인두분비물)에서 얻어진 분비물을 배양하여 균을 증명한다.
3) 검사는 2-3일의 시간이 필요하므로 백혈구수의 증감 혹은 급성 염증성 물질(ESR, CRP)의 증가가 진단에 도움을 줄 수 있다.
4) 백혈구 검사를 한다 - 대장균 감염에는 백혈구 감소가 있다. (중성구의 감소가 많다 ➡ 중성구 감소증은 산모의 고혈압, 신생아 감작, 뇌실 주위출혈, 경련, 수술, 용혈 등과 병발하여 나타날 수 있다.)
5) 요추 천자와 소변검사를 한다 - 원심 분리된 척수액과 소변에 Gram's stain을 적용하여 균의 형태를 규명하여 항생제 선택을 합리적으로 할 수 있다.(척수액과 소변에 균이 있다) 높은 IgM은 bacteria 감염이다.

5. 치료

1) 즉시 광범위한 항생제를 투여한다. 그 후에는 혈액 배양 소견에 따라 원인균 맞는 효과적인 항생제를 약 10일간 사용한다.
2) 보조요법으로 환아를 격리시키고, 환아의 상태를 세밀히 관찰할 수 있고, 체온유지, 습도 유지, 규칙적으로 정확하게 산소를 투여할 수 있는 보육기를 사용한다.
3) 패혈증에서 많이 나타나는 저혈당증, 저나트륨 혈증, 저칼슘 혈증 등을 교정함과 동시에 수액량, 전해질 및 혈당에 대한 지속적인 감시가 필요하다.
4) 신생아 패혈증에서 발생할 수 있는 범발성 혈액 응고 장애(DIC) 여부를 가리기 위하여 혈소판수, 헤모글로빈, PT, PTT, fibrin split products 에 대한 검사를 하여야 하며, 발생 한 경우 패혈증에 대한 일반적인 치료와 함RP 신선 냉동 혈장(FFP), 혈소판 및 전혈의 수혈을 시행한다.

5) 불량한 예후를 나타내는 중성구감소증 환자에 대해 다형핵 백혈구의 공급이 시도되고 있으며, 지속적인 중성구 감소증과 적절한 항생제 치료에 반응이 없는 경우는 과립구 수혈을 할 수 없다.
6) granulocyte-macrophage colony-stimulating factor (GM - CSF 와 정맥 주사용 면역 글로블린 Intravenous immunoglobulin(IVIG)의 실험적 투여가 일부 시행되고 있다.

6. 간호

1) 신생아실에서의 감염을 방지한다.
2) 철저히 손을 씻는 방법과 좋은 간호기술을 적용한다.
3) 감염된 사람은 신생아와의 접촉을 피한다.
4) 신생아실에 출입해야 하는 부모나 직원들에게 적절한 손을 씻는 방법과 가운, 마스크 착용 기술을 지도한다. 신생아실의 환경을 청결히 하고 모든 간호는 무균적으로 시행한다.
5) 패혈증의 경과 중초기에 나타나는 불분명한 증상을 관찰한다.
6) 무기력한 상태, 활동저하, 포유거절, 체중 감소 등을 관찰하고, 이러한 초기 증상을 관찰하기 위해 신생아의 이전 행동에 대해 정확히 기록하고 사소한 이상 증상이라도 보고하여 야 한다.
7) 무호흡을 관찰하고, 무호흡 발생 시에는 호흡자극을 시도한다. 발바닥을 때리거나 15-30초 내에 자발호흡을 하지 않을 시에는 인공호흡기나 mouth to mouth resuscitation을 적용한다.
8) 무호흡의 시기, 지속시간, 자극에 대한 반응을 보고 기록한다.

7. 간호진단

1) 전신적 감염과 관련된 조직관류의 변화

2) 환기-관류 불균형과 관련된 가스교환 장애

3) 질병 및 치료과정에 대한 지식부족과 관련된 불안

8. 간호중재

1) 전신적 감염과 관련된 조직 관류의 변화

(1) 동맥혈 가스분압 등의 임상 결과를 사정한다.

(2) 중심정맥압, 폐동맥압을 측정한다.

(3) 정맥수액요법을 실시한다.

2) 환기-관류 불균형과 관련된 가스교환 장애

(1) 활력증후 의식수준을 사정한다.

(2) 산소를 공급한다.

(3) 필요시 기도흡인을 한다.

(4) 정맥수액요법을 실시한다.

3) 질병 및 치료과정에 대한 지식부족과 관련된 불안

(1) 질병 및 치료과정에 대한 이해

(2) 불안 정도를 사정

(3) 감염증상을 설명

(4) 간호시술 및 진단검사에 대한 목적과 절차를 설명한다.

6 :: 고빌리루빈혈증(hyperbilirubinemia)

1. 정의

혈액 내 빌리루빈 수치가 상승하는 것을 말하며 신생아에게 흔히 나타남

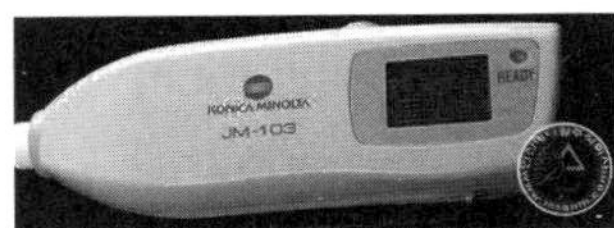

〈그림 5-6 황달측정기〉

2. 원인

1) 빌리루빈 부하 증가
   (1) 용혈성질환-Rh와 ABO 부적합증
   (2) 적혈구의 형태학적 기형
   (3) 적혈구 효소의 결손
2) 생리적 황달
   (1) 간의 미성숙으로 인한 효소활성부족
   (2) 배설되지 못한 빌리루빈이 재흡수
3) 빌리루빈 결합의 감소 또는 억제
   (1) 유전적 빌리루빈결합 결손
   (2) 후천적 빌리루빈결합 결손
   모유황달, 당뇨병 산모의 신생아, 호흡곤란을 가진 가사상태의 신생아
4) 간의 순환의 증가
   장 폐색
5) 다혈구혈증
   쌍생아-쌍생아의 수혈, 모성-태아의 수혈, 당뇨병 산모의 신생아, 임신기간에 비해 작은 신생아

6) 혼합된 황달

빌리루빈의 부하를 증가시키고, 제거율 감소로 인해 간접-직접 빌리루빈의 상승

(1) 패혈증

(2) 중증의 용혈성 질환

(3) 자궁내출혈

(4) 갈락토스혈증

(5) 담관폐쇄

(7) 갑상선기능저하증

(8) 가족적, 일시적 : 혈장의 억제 요인과 관련된다.

(9) 원인불명

3. 임상증상

임상적 황달의 발생은 혈청 빌리루빈이 5-7mg/100dl일 때 보인다.

1) 피부보다 공막이 먼저 노란색으로 보인다.

2) 밝은 노란색의 피부

3) 무기력감

4) 어두운 호박색의 짙은 소변

5) 수유감소

6) 검은 대변

4. 간호

1) 광선요법

(1) 치료적인 범위인 빛의 강도를 측정 한다.

(2) 빛은 환아로부터 거리가 45-60cm에 둔다

(3) 처방된 시간 동안 광선요법을 실시한다.

(4) 옷을 완전히 벗겨 피부를 완전히 빛에 노출시킨다.

(5) 망막손상의 원인이 될 수 있는 강한 직사광선의 노출을 막기 위해 눈을 가린다.

(6) 피부 전체가 노출되게 하기 위해 매 2시간마다 체위변경을 한다.

2) 교환 수혈 (필요시)

(1) 전혈을 사용한다.

(2) 혈액은 37C° 데워서 주입한다.

(3) 교환수혈양은 총 혈액양의 약 2배

3) 수화 상태 유지

(1) 수분섭취량은 빌리루빈의 배설비율을 결정한다.

(2) 일찍 수유시키는 것은 과빌리루빈 혈증을 예방하는 좋은 방법이다.

4) 합병증 감시

(1) 핵 황달시 수유부족, 구도, 무기력감, 고음의 울음, 저 긴장증, 뇌 질환 등이 나타난다.

(2) 후기증상에는 반궁 긴장, 경련, 발작, 난청이 있다.

5. 간호진단

1) 광선치료와 관련된 피부손상 위험성

2) 광선치료와 관련된 감각지각변화

3) 광선치료와 관련된 고 체온

6. 간호중재

1) 광선치료와 관련된 피부손상 위험성

(1) 매 8시간 혹은 필요할 때 마다 피부의 색과 상태를 사정한다.

(2) 혈중 빌리루빈 수치를 확인한다.

(3) 측위 및 복위를 취해주고, 2시간마다 체위를 취한다.

2) 광선치료와 관련된 감각지각변화

(1) 안대를 해준다.

(2) 50CM정도 거리를 둔다.

3) 광선치료와 관련된 고 체온

(1) 체온을 자주 체크한다.

(2) 섭취량/배설량를 체크한다.

(3) 보육기에서 치료 시 보육기 온도를 조절한다.

7 :: 식도기관루(tracheoesophageal fistula)

1. 정의

1) 식도에 나타나는 선천성 기형, 단독 혹은 복합적으로 발생하며 조기에 치료하지 않으면 치명적이다.

2) 태생기에 식도가 기도로부터 분리되는데 이 과정에서 결손이 발생하여 나타나는 기형

2. 원인

1) 태생기 약 4~6주경에 위장과 호흡기계가 분리되는데 이 시기에 이상으로 온 것
2) 여러 가지의 기관이 형성되는 시기이기도 하여서 척추, 사지, 직장항문, 신요로계심대혈관의 기형을 수반하기도 한다.
3) 선천성 식도 폐쇄 중 약 1/5의 환자에서 각각 심장 기형과 위장관 기형을 동반하며, 위장관 기형 중에는 항문이 막히거나 십이지장 폐색의 빈도가 가장 높다.
4) 유전인자, 기형인자, 환경적인 요인과 관련한다.

3. 빈도

1) 약 3000-4500명의 출산아 중 1명
2) 환아 중 1/3은 조산아
3) 환아의 50%는 LBW (체중이 2500g 미만)
4) 환아의 50%는 다른 기형을 동반

4. 병태생리

1) Type A (87%)

   상부 식도분절이 막혀서 맹관으로 끝나고 하부 분절의 상단이 기관이나 기관지에 누공을 이루며 연결된 원위 식도-기관루
2) Type B (8%)

   상. 하부의 식도가 분리되어 각각 맹관을 형성하는 분절형 식도폐색증으로 기관과 교통되지 않고 막힌 상태

3) Type C (4%)

식도가 폐쇄되지 않고 정상적인 식도와 기도 사이에 누공만 형성하는 H형 식도 기관루

4) Type D (1%)

식도의 상부가 기관과 연결되어 있는 근위식도 기관루

5) Type E (1%)

식도의 상.하부 양쪽이 누공으로 기관과 연결되어 있는 근위 및 원위 식도 기관루

5. 증상

1) 3C인 기침(Coughing). 질식(Choking). 청색증(Cyanosis)이 있다.
2) 과도한 타액분비(이러한 분비물들은 흡인을 통해 제거될 수 있으나 곧 다시 생성)
3) 타액 또는 처방유가 식도상부에 축적되어 기도로 흡인- 흡인성 폐렴
4) 청색증(특히 수유 시), 호흡곤란
5) 복부소견
   (1) 누공이 있는 경우 : abdomal distension
   (2) 누공이 없는 경우(B, D type) : scaphoid abdomen & airless abdomen

6. 진단

1) 증상 (3C)
2) History : Polyhydramnios in the mother. (12명 중 1명)
3) Tube insertion Nasogastric Tube (No. 8-10) 또는 G-tube를 넣어 보면 Tube가 들어가지 않으며 (치열에서 10±1cm) 그대로 X-선 사진

을 찍어보면 관이 꼬인 것을 볼 수 있다.

7. 치료

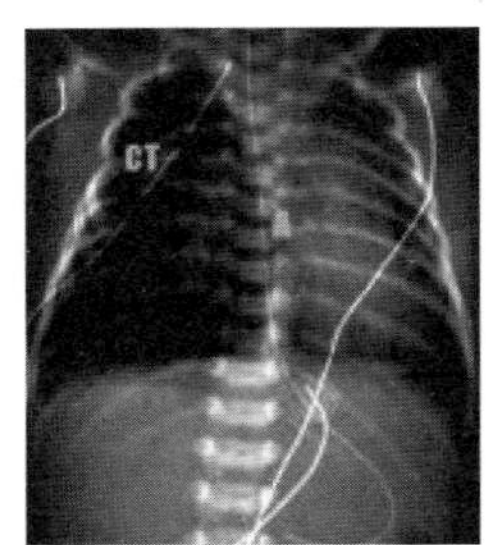

〈그림 5-6 폐 방사선 사진〉

1) 폐렴의 발생 예방
   (1) 구강 내 분비물을 지속적으로 흡인한다.
   (2) 내용물의 역류를 감소시키기 위해 45도 환아를 일으켜 세운다.
2) 가능하면 양압환기를 피한다.
3) 수술적 치료
   (1) 빠른 시간 내에 식도의 근위부와 원위부를 문합하는 교정술을 해준다.
   (2) 근위부와 원위부의 거리가 먼 경우 위루술을 시행하고 추후 교정술을 한다.

8. 간호사정

출생 후 즉시 사정이 시작됨.

1) 양수 과다증과 미숙의 위험 요인에 대해 기민하게 사정한다.
2) 다음과 같은 경우 의심해 볼만 하다.
   (1) 과다한 점액의 분비
   (2) 분비 곤란
   (3) 설명되지 않는 청색증
3) 의료진에게 즉시 보고한다.

9. 간호진단

1) 구조적 비정상과 관련된 기도흡인 위험성
2) 경구 수액 섭취와 관련된 전해질과 체액부족 위험성
3) 신생아의 심각한 상태와 관련된 부모의 불안
4) 외과적 중재와 관련된 기도개방 유지 불능
5) 구강 섭취의 제한, 치유를 위한 영양 요구량의 증가와 관련된 영양 부족

10. 간호중재

1) 수술 전 간호 중재

(1) 구조적 비정상과 관련된 기도흡인 위험성

① 활력 징후와 호흡 양상을 사정한다.

② 식도-기관 누공이 없고 식도 폐쇄만 있는 경우에는 머리 쪽을 낮춘 자세로 눕힌다.

③ 위액이 기관지로 역류되는 것을 방지 또는 줄이기 위해 머리와 흉부를 20~30° 상승시킨다.

④ 분비물의 액화를 돕기 위해 가습기를 제공한다. 구강 간호를 한다.

⑤ 구강을 깨끗이 하고 흡인을 막기 위해 흡입한다.

⑥ 구강으로 아무것도 주지 않는다.

⑦ 폐렴을 예방하고 치료하기 위한 항생제와 그 밖의 다른 약을 투약한다.

(2) 경구 수액 섭취와 관련된 전해질과 체액부족 위험성

① 수액과 전해질을 비경구적으로 투여한다.

② 탈수나 수액의 과부하를 의미하는 혈압, 맥박의 변화를 자주 측정한다.

③ 위배액을 포함하여 섭취량과 배설량을 기록한다.

2) 수술 후 간호 중재

(1) 외과적 중재와 관련된 기도개방 유지 불능

① 5~10분마다 자주 흡입한다.

② 기도 폐쇄 증상을 관찰한다.

③ 머리와 어깨를 20~30° 상승시킨다.(목을 과신전시켜 수술 부위에 긴장을 유발 하지 않도록 주의해야 한다.)

④ 계속해서 습기를 제공해줄 수 있는 보육기를 사용한다.

(2) 구강 섭취의 제한, 치유를 위한 영양 요구량의 증가와 관련된 영양 부족

① 영양 결핍의 신체적 · 생리적 징후를 사정한다 (피부 두겹 두께, 피부 및 점막 상태 등)

② 섭취량/배설량을 관찰하고 동일 조건(시각, 체중계, 배뇨 상태, 옷)에서 매일 체중을 측정한다.

③ 정맥 수액 요법을 실시하고 관찰한다.

④ 혈당, 혈중 알부민 농도 등을 사정한다.

11. 환자교육

1) 아동의 빠는 것, 보온, 안위, 자극, 애정의 심리적인 욕구에 대한 부모의 이해를 돕는다. 아동의 나이에 알맞은 놀이 활동을 제안한다.

2) 지속적으로 F/U을 할 수 있도록 지시한다.

(1) 문합 부위의 협착을 치료하기 위한 식도 확장술(필요시)

(2) 6~24개월 동안의 거친 기침소리

(3) 음식 섭취의 문제, 특히 고형음식을 섭취할 때

(4) 반복되는 호흡기 감염

(5) 문합부위 협착의 재발- 연하곤란, 구토, 발열로 발견됨

(6) 누공누출의 증상 : 거무스름하거나 수유시 질식

3) 부모로 하여금 좋은 영양 상태의 중요성을 이해하게 하고, 일정한 식이요법을 따르도록 한다.

12. 평가

1) 청색증이나 호흡곤란 증상이 없다.
2) 수분상태와 요배설량이 적당하다.
3) 부모는 영아를 안아주고, 근심을 표현한다.

8 :: 선천성 거대 결장증(Congenital aganglionic megacolon)

1. 정의

선천성 거대결장은 장의 일부분이 부적절한 운동성으로 기계적인 폐쇄를 초래하는 선천성 기형이다.

2. 발생빈도

1) 모든 신생아 장 폐색증의 4분의 1을 차지하고 있다.
2) 영아기 후기나 그 이후 이 생존 신생아 5000명에 1명의 발생률을 가지고 있으며 남아에게 4배가 흔하며, 아주 드문 경우에는 가족적인 유형을 가지고 있다.

3. 병태생리

1) 장의 경련성 말단부위에 있는 근육 내 및 점막 하 신경총의 신경절 세포(ganglion cell)가 없다.
2) 기능적 이상은 장의 무신경분절의 근육 경직과 수축성이 증가되고 결장 상부로부터 무신경분절로의 연동운동에 의한 변의 이동을 촉진하는데 필요한 상호이완 작용이 없는 것이다.
3) 장 내용물이 축적되고 무신경절 상부는 장의 팽만이 되고 하부는 연동운동이 전달되지 않아 장 폐색을 나타낸다.
4) 항문 내 괄약근 이완의 실패로 분변, 액, 가스 배설을 저해한다.
5) 선천성 거대결장은 5주와 20주 사이의 위장관을 따라 신경세포 이동의 실패로 발병하며 무신경절은 거의 항상 직장과 근위결장의 일부분을 포함한다.
6) 결장의 전체이거나 소장의 부분이 관여되기도 한다. 드물게 피부결절이나 전체 장의 무 신경절이 발생하기도 한다,
7) 장 팽만과 허혈은 장벽 팽만을 초래하며 이는 대장염을 유발하기도 하며 심한 경우는 아동이 사망하는 경우도 있다.

4. 임상증상

1) 생후 1주일

   태변 배출이 없고, 수유 거부, 담즙 구토, 호흡곤란을 초래하는 심한 복부팽만을 보이며, 장천공이 발생할 수 있다.

2) 영아기

   (1) 태변 배출은 정상이었으나 곧이어 변비, 복부팽만, 구토 등의 증상이 나타나며, 보채거나 잘 먹지 않고 성장 부진을 보인다.

   (2) 성장 부진, 단백 소실 장증 등은 흔하지 않다.

(3) 근위부의 장이 확장되고 장관 내압이 상승되며, 혈류가 감소되어 장관 방어벽이 손상된다.

(4) 대변이 정체되고 세균이 증식하여 장염이 나타나며 패혈증, 장 폐쇄가 동반된다.

3) 소아기

(1) 출생 수주 후부터 변비가 심하고 리본같이 가는 변을 본다.

(2) 복부팽만을 보이고, 좌측 복부에서 대변 덩어리가 만져지지만, 직장 수지 검사에서는 직장에 대변이 없다.

(3) 간혹 장 폐쇄가 발생하고 빈혈, 저 단백증, 성장부진을 보인다.

5. 진단

대부분의 환아가 생후 3개월 내에 진단되지만, 무신경절 부위가 아주 짧을 경우 나중에 진단되기도 한다.

〈표 5-2 기능 변비와 선천 거대 결장 질환의 감별〉

구분	종류	32주 미만	32주 이상
병력	시작시기	2세 이후	출생 시 부터
	유분증	흔함	드물다
	성장 부진	흔하지 않음	가능
	장염	없음	가능
	변기훈련 강요	있음	없음
진찰 소견	복부팽만	드물다	흔함
	체중 미달	드물다	흔함
	직장 검사	대변이 촉지 됨	직장이 비어있음
	영양불량	없음	가능

검사 소견	항문 직장 압력	직장이 팽창되면 내 괄약근 이완	직장이 팽창되면 오히려 압력 상승
	검사	정상	신경절 세포가 없다.
	직장생검	대변이 많음	이행부가 있으며 24시간 이상
	대장조영술	이행부가 없음	배출 지연

1) 직장 수지검사

직장이 좁고 비어 있다. 직장에 손가락을 넣었다가 뺐을 때 대변의 고약한 냄새의 가스가 갑자기 밀려 나오면 이 질환을 의심할 수 있다.

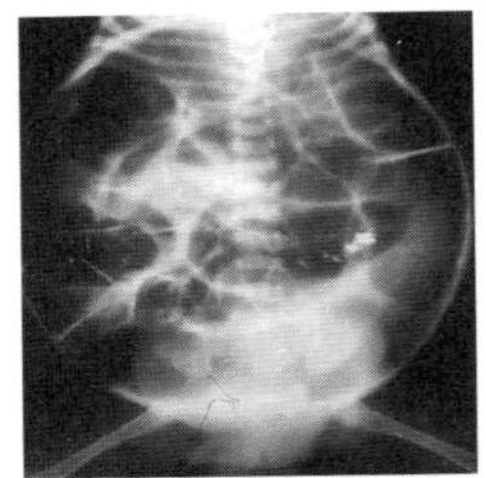
〈그림 5-7 단순복부촬영〉

2) 방사선 검사

(1) 단순 복부촬영

신생아에서는 골반 내에 공기가 없는 것이 중요한 소견이며, 대장 및 직장의 어느 부위까지 공기에 의하여 확장되어 있는지를 관찰한다.

(2) 대장 조영술

① 좁아진 무신경절부위와 확장되어 있는 정상적인 상부의 장 사이에 분명한 이행 부위를 관찰하는 것이 가장 믿을 만한 소견이다.

② 대장에 24시간 후에도 조영제가 남아 있는 것도 중요한 소견이다.

③ 신생아기에는 깔때기 모양으로 이행부가 확실하지 않을 수도 있다.

④ 관장 등의 전 처치를 시행하면 무신경절부위가 일시적으로 확장될 수 있으므로 이 질환이 의심될 때에는 전 처치를 시행하지 않는다.

(3) 직장 압력 검사

① 풍선으로 직장을 확장시킬 때 내 괄약근이 이완되는 정상적인

직장-항문 억제 반사가 없이 오히려 압력이 상승한다.

② 정확도는 90%이나, 영아에서는 검사하기 힘들며, 결과가 확실하지 않을 때에는 흡인 생검을 시행한다.

③ 전 대장이나 소장까지의 침범이 의심될 때는 직장 운동검사와 흡인 생검을 실시 한다.

(4) 직장 흡인 생검

① 직장 압력 검사와 더불어 가장 믿을 만한 진단 방법이며 간단하고 안전하다.

② 흡인 생검은 항문 2cm 이상의 상방에서 시행한다. 전 층 직장 생검은 수술 시 무신경절부위의 길이를 결정할 때 실시한다.

6. 치료

1) 진단이 이루어지면 수술을 시행한다.

2) 고식적 감압 수술(colostomy)을 먼저 시행한 후에 생후 6~12개월 경에 신경절이 있는 부위와 직장을 연결하는 근치 수술(Swenson, Duhamel, Boley)을 하는 법과 바로 근치 수술을 하는 법이 있다.

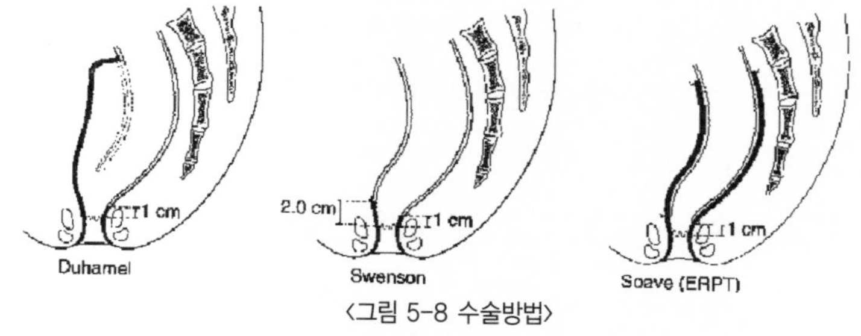

<그림 5-8 수술방법>

3) 무신경절 부위가 아주 짧아서 내 괄약근에 국한된 경우(5%) 기능 변비와 증상이 비슷하다.

4) 신경절이 흡인 생검에서 존재하나 직장 운동은 비정상이다. 이때 내외 괄약근을 포함한 직장 근육을 제거하여 진단과 치료를 겸한다.

7. 합병증

예후는 비교적 좋은 편이며, 수술 후 반복 장염, 협착, 항문주위 농양, 직장 탈출증, 유분증이 올 수도 있다.

8. 간호사정

1) 출생 후 24~48시간 내에 태변을 통과시키지 못함, 수유 시 장애, 구토, 변비, 복부팽만, 건조한 점막, 소변량 감소
2) 정보에 대한 요구, 장루 관리방법에 대한 몰이해, 수술에 이해 부족
3) 고열, 홍반, 수술부위의 발적, 부종, 화농성의 상처 배액, 악취, 기면상태, 안절부절못함, 백혈구 수의 상승, 빈맥, 호흡 수 증가, CRP 상승, ESR의 증가
4) 장루 주위 피부의 발적, 미란, 염증반응, 궤양

9. 간호진단

1) 수분섭취 저하 및 구토와 관련된 체액부족
2) 질병 및 장루관리와 관련된 지식부족
3) 수술부위 오염과 관련된 감염 위험성
4) 장루 배출물과 관련된 피부손상 위험성

10. 간호중재

1) 수분섭취 저하 및 구토와 관련된 체액부족
   (1) 활력징후를 사정한다.(체액 부족 시 맥박 수 증가, 체온 상승)

(2) 섭취량과 배설량을 정확히 기록한다.

(3) 구토의 양, 특성을 기록한다.(구토가 반복되면 전해질의 불균형이 초래된다)

(4) 4시간 마다 체액 량 부족의 증상 여부를 사정한다.(체액 부족으로 피부 탄력성 감소, 점막 건조, 소변 량 감소 및 농축된 소변 등이 나타난다.)

(5) 정맥 수액요법을 수행한다.(탈수 및 체액 불균형을 예방한다.)

2) 질병 및 장루관리와 관련된 지식부족

(1) 부모의 걱정이나 두려움을 들어준다.(무지나 지식 부족으로 인한 불안이나 두려움의 원인을 알 수 있다.)

(2) 질병의 상태나 아이의 간호와 관련된 부모의 지식을 사정한다.

(3) 부모에게 질병 상태와 관련된 다양한 정보를 제공 한다.(질병의 특성 및 병태 생리, 치료 및 간호과정, 예후, 장루 및 장루 봉합술에 관련된 간호)

(4) 부모에게 환아 질병과 관련된 책자를 제공한다.

(5) 부모에게 가정간호에 관해 교육한다.(장루간호, 피부 보호막 부착 요령, 피부를 청결하게 유지하는 방법, 배변 주머니 비우기, 냄새 조절하기(배설물로 인한 피부 자극을 막고 부착물을 견고하게 부착하기 위함이다.)

(6) 결장 루 부위를 압박하지 않는 느슨한 옷의 필요성

(7) 장루 출혈, 장루 주위 피부의 출혈, 배변 양상의 변화, 38도 이상의 발열 시간호

(8) 잘못된 정보를 확인하여 교정 해 준다.

(9) 보호자가 직접 시범을 보이도록 기회를 제공하고 격려한다.(가정에서 자신감을 가지고 장루 관리를 할 수 있다.)

3) 수술부위 오염과 관련된 감염 위험성

(1) 활력징후를 매 4시간마다 측정하여 사정한다.

(2) 감염의 징후/증상이 나타나는지를 관찰한다.(감염 시 백혈구수와 ESR이 증가하고 CRP가 양성이다. 수술부위의 발적, 부종 등은 감염발생을 의미한다.)

(3) 철저한 손 씻기를 유지한다.(수술부위의 오염을 예방한다.)

(4) 배액의 양과 특성을 평가하고 기록한다.

(5) 매 2시간마다 체위변경을 해준다.

(6) 필요시 항생제와 해열제를 투여하고 효과와 부작용(발적,설사)을 관찰한다.

4) 장루 배출물과 관련된 피부손상 위험성

(1) 장루 주위 피부를 사정한다.

(2) 적절한 장루 부착물을 선택, 사용한다.(배설물 처리를 적절히 하고 누출을 방지 한다.)

(3) 장루 주위 피부는 깨끗한 물이나 생리식염수 등으로 닦고 건조시킨다.(피부 표면의 배설물을 닦아내어 피부 자극을 막는다.)

(4) 배설물의 누출이 있으면 즉시 교환하여 깨끗하고 건조한 피부를 유지한다.(배설물의 누출이 있거나 큰 사이즈의 기구를 사용하면 배설물과 접촉된 피부에 손상을 쉽게 입을 수 있다.)

(5) 부착물은 3~4일에 한 번씩 정기적으로 교환한다.(누출 전에 교환함으로써 피부를 보호할 수 있다.)

(6) 부착물은 부드럽게 떼어낸다.(피부손상 시 발적, 열감, 미란, 궤 등이 올 수 있다.)

(7) 피부손상의 증상을 알려 준다.

(8) 피부손상 발생 시 원인을 찾아내어 교정하고 적절하게 치료한다.

11. 환자교육

1) 수술 후 부모는 결장루형성술 간호에 대한 교육을 필요로 한다.
2) 학령 정기 아동인 경우에는 환아도 교육에 포함시켜서 결장루형성술에 대한 제반 간호 사항을 교육한다.

12. 평가

1) 수분섭취 저하 및 구토와 관련된 체액 부족
   적절한 체액량을 유지한다.
2) 질병 및 장루관리와 관련된 지식부족
   부모는 아동의 질병 상태 및 간호에 대해 이해하며 결장루 관리방법을 잘 알고 수행 한다.
3) 수술부위 오염과 관련된 감염 위험성
   감염의 증후/증상이 없다.
4) 장루 배출물과 관련된 피부손상 위험성
   장루 주위 피부가 깨끗하고 손상이 없다.

9 :: 동맥관 개존증(PDA : Patent ductus arteriosus)

1. 정의

1) 태생기에 있던 동맥관(대동맥과 폐동맥사이의 관)이 출생 1주일 내에 닫히지 않는 것

2) 혈관이 계속해서 남아 있는 경우 혈류는 압력이 높은 대동맥에서 압력이 낮은 폐동맥으로 흘러 좌-우 단락이 발생한다.

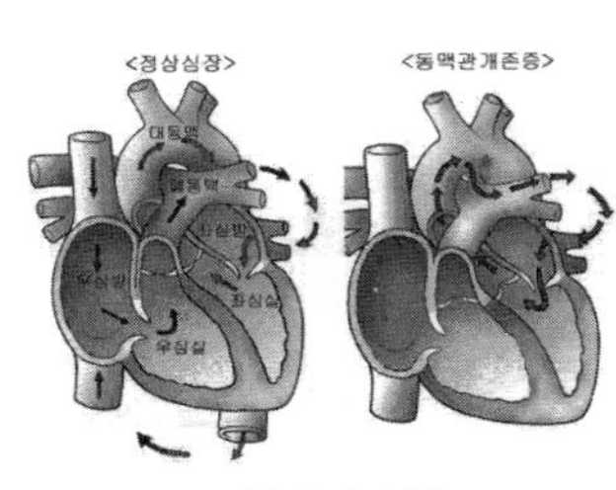

〈그림 5-9 심장〉

2. 빈도

1) 여아에서 남아보다 2:1로 높고, 임신초기에 풍진에 감염된 경우 발생될 수 있다.

2) 출생체중에 따른 임상적으로 의미 있는 PDA의 발생률

(1) <1000g : 42~60%

(2) 1000~1500g : 21%

(3) 1500~1750g : 7%

3. 병태생리

1) PDA를 통한 혈류의 좌우단락(Left to right shunt)에 기인

(1) 심폐반응 : 울혈성 심부전(Congestive heart failure)

① 좌심실이 팽창하여 LVEDP 증가

② 폐정맥압이 상승

③ 폐울혈/폐부종을 일으킨다.

(2) 혈류의 재분배(Redistribution of systemic blood flow)

① 상행대동맥으로 가는 혈류는 증가(↑ICH), 하행대동맥으로 가는 혈류량은 감소한다.

② 피부와 근골격으로 가는 혈류가 가장 먼저 감소하고 다음으로는 위장관과 신장으로 가는 혈류가 감소하여 이들 장기의 저관류를 초래한다.(⬆ metabolic acidosis, ⬆ NEC)

③ 복부대동맥에서 폐동맥으로 혈류가 역류하여 폐동맥압이 상승되고, 후에 폐혈관 질환(Pulmonary vascular disease)이나 기관지이형성증(BPD)을 일으킨다.

2) 만삭아의 경우 동맥관은 10-15시간에 기능적으로 폐쇄되고 해부학적으로는 대개 2 -3주에 닫힘

3) 미숙아에서는 동맥관의 폐쇄가 지연되는데, 특히 RDS가 동반된 경우에서는 저산소증, 산증, 혈관 수축에 따른 폐혈압의 증가, 저혈압, 폐미숙, prostaglandin 분비 등의 원인으로 동맥관 폐쇄를 지연시킨다.

4. PDA의 발생을 증가시키는 요인

1) RDS

2) 주산기 가사

3) 첫 수일 동안의 과다한 수분공급

4) Surfactant 치료

5. 임상증상

1) 작은 크기의 PDA : 무증상이나 보통 기계음 천둥소리가 들림

2) Hyperdynamic precordium or heave

3) 심첨부 박동이 과도하며 Bounding pulse가 느껴진다.

4) 넓은 맥압 (>1/2 of systolic BP or >25 mmHg)

5) Harsh systolic ejection murmur on the LUSB - 미숙아에서는 일반적으로 기계적 잡음은 청진되지 않고 수축기 잡음이 심하며, 심한 빈맥이 들리는 경우가 있다.

6. 진단

1) 방사선 소견

심장 크기 증가(LA. LV), 폐혈관 음영의 증가, 간비대가 있을 수도 있다.

2) 심전도

PDA작으며 심전도가 정상이나 PDA가 크면 좌심실 비대, 좌심방 비대가 보인다.

3) 심장초음파로 확진

Significant PDA Size>1.5mm, LA/AO ratio>1.3

4) 심도자 검사 및 심혈관조영술

진단목적만으로는 시행하지 않으며 심도자(catheter)를 이용한 비수술적 동맥관 폐쇄술을 시도할 때에만 시행한다.

7. 치료

1) 보존적 치료

(1) 환기보조의 증가, 호기말 양압(PEEP)

(2) 수분 제한(PDA 발생과 관련이 있으나 PDA를 닫히게 한다는 보고는 없다)

(3) 이뇨제 : Furosemide (PDA 발생을 증가시킨다는 보고도 있다)

(4) 강심제(Digitalis), dopamine

(5) 수혈 : Hct을 40%정도까지 올려준다.

2) 약물 치료

(1) prostaglandin 생성억제제: Indomethacin

① 수술의 효과적 대안

② Syringe pump로 30분 이상에 결쳐 정맥 주사한다.

③ 1주기에3회 투여, 최대 2~3주기를 반복할 수 있다.

④ 12~24시간 간격으로 투여하는 동안 소변양을 잘 감시하면서 투여

⑤ 치료용량

Age at 1st dose	Dosage(mg/Kg)		
	1st dose	2nd dose	3rd dose
<48hrs	0.2	0.1	0.1
2~7days	0.2	0.2	0.2
>7days	0.2	0.25	0.25

(2) Ibuprofen

① Indomethacin보다 부작용(뇌혈류량의 감소)이 적어 최근에 연구, 사용되고 있다.

② 0.2mg/kg, 12시간마다 3회)

(3) Mefenamic acid(Pontal)

2mg/kg/dose, 12시간 간격으로 3회 경구투여하나 경구투여로 인한 부작용이 발생할 수 있어 사용되지 않음

3) 수술적 결찰

약물치료에 실패(2- 3courses of indomethacin)하거나 약물치료를 할 수 없는 symptomatic PDA는 지체 없이 수술하는 것이 좋다.

(1) 도관을 이용한 치료

① 작은 PDA는 수술하지 않고 심도자(catheter)를 통하여 작은 코일(coil)이나 마개, 우산 모양의 장치를 넣어서 막아준다.

② 크기별로 종류가 있어서 동맥관의 크기에 알맞은 device를 선택해야만 성공률이 높다.

③ 체중이 10kg, 나이가 두 돌 이후에 해주는 것이 시술이 쉽고 시술에 따른 합병증이 적다.

④ 비수술적 시술의 성공률은 약 95%이상이다.

(2) 수술

① 증상이 있는 큰 PDA인 경우 진단 즉시 수술 해준다.

② 수술은 개심술이 이니고 좌측 겨드랑이 늑골사이를 약간 열고 동맥관을 묶어 주거나(ligation) 또는 완전히 분리(division&ligation)해준다.

③ 수술에 성공하면 장기 관찰시 합병증이나 후유증은 전혀 없다.

④ 수술 후 완전히 막힐 가능성은 약 95%이나 처음부터 매우 큰 PDA는 묶어만 주면 수술 후에 약간 새는 경우가 있으므로 완전히 분리해서 묶어주는 것이 바람직하다.

⑤ 체중이 작은 신생아, 영유아에서 큰 동맥관을 분리해서 묶어주는 것은 수술의 위험이 약간 증가하는 문제가 있다.

⑥ 큰 PDA는 일단 어릴 때에 수술로 묶어주고 수술 후에 약간 새는 경우(residual leak) 비수술적으로 심도자를 이용해서 완전히 막아주는 경우도 있다.

8. 합병증

작은 크기의 PDA는 증상이 없이 정상생활이 가능하나 간혹 나이가 많아지면서 심내막 염의 합병증이 생기며, 큰 PDA는 심부전증, 잦은 호흡기 감염, 발육부전 등의 요인이 되며 나이가 많아짐에 따라 점차 폐동맥 고혈압이 심해진다.

9. 간호사정 (합병증 관련)

1) 수유시 호흡곤란,빈호흡
2) 피로감, 발한,차고 축축한 피부
3) 불안정, 보챔
4) 소변량 감소

10. 간호진단

1) 심장의 기계적, 전기적, 구조적 장애와 관련된 심박출량 감소
2) 불충분한 체액보충과 관련된 체액부족

11. 간호중재

1) 심장의 기계적, 전기적, 구조적 장애와 관련된 심박출량 감소
   (1) 활력징후를 4시간마다 사정한다.
   (2) 심부전의 증상과 징후를 4시간 마다 사정한다.
   (3) 수분 섭취/배설량을 정확히 사정한다.
   (4) 동일 조건(시각, 체중계, 옷, 배뇨상태)에서 매일 체중을 잰다.

(5) 증상에 따라 활동을 제한하거나 활동량을 결정하고 자주 휴식과 수면을 갖도록 계획 한다.

(6) 필요시 산소를 공급한다.

(7) 이뇨제, 강심제 투약 후 효과를 사정한다. 이뇨제로 인한 저칼륨혈증을 주의 깊게 관찰 한다.

2) 불충분한 체액보충과 관련된 체액부족

(1) 수화정도를 사정한다.

(2) 천문상태를 사정 한다.

(3) 혈액동력학 상태를 사정한다.

(4) 사지의 관류, 색깔, 따뜻함 정도와 말초맥박의 출현과 질을 사정한다.

(5) I/O를 측정한다.

(6) 설정된 수치 내에 압력을 유지하도록 수액을 투여한다.

12. 평가

1) 심장의 기계적, 전기적, 구조적 장애와 관련된 심박출량 감소 심잡음이 들리지 않는다.

2) 순환혈액량이 최대 심박출량을 유지하기 충분하다.

10 :: 에드워드 증후군(Edward Syndrome)

1. 정의

1) 에드워드 증후군은 1960년 Edwards에 의해 18번 3염색체(trisomy

18)가 원인이라는 것이 처음 기술됨.

2) 에드워드증후군은 정상적이라면 2개이어야 할 18번 염색체가 3개가 되어 발생하는 선천적 기형 증후군이다.

2. 빈도

1) 다운 증후군 다음으로 흔한 상염색체 삼체성 증후군으로 신생아 3,000(혹은 8,000)명당 1명 정도의 빈도로 발병. 남녀의 비는 1:4로 여아에서 더 많이 발생

2) 출생 직후 남아의 사망률이 훨씬 높다.
염색체 이상으로 인해, 여러 장기의 기형 및 정신 지체 장애가 생기며 치명적인 증상이 많기 때문에 95% 이상이 1세 이내에 사망하고 약 10%만이 1년을 산다.

3. 원인과 유전양상

1) 에드워드증후군의 경우 정상적으로 2개 존재해야 하는 18번 염색체가 3개 존재하는 것이다.

2) 생식세포의 감수분열 과정에서 쌍을 이루는 18번 염색체가 분리되지 않고 한 생식세포 내에 총 2개의 18번 염색체가 들어가면서 생기게 된다.

3) 그 결과 수정 후에 18번 염색체가 총 3개를 이루게 된다. 18번 3염색체는 다운증후군과 마찬가지로 어머니의 연령과 밀접한 연관이 있으며, 산모의 연령이 증가할수록 발생빈도가 높아진다.

4) 18번 3염색체의 90% 이상에서 어머니의 난자의 감수분열시 18번 염색체의 비분리현상으로 인해 발생한다.

5) 드물게 모자이크형의 18번 3염색체가 있는데, 이 경우 임상적 특징과 예후가 양호하다.

6) 재발률은 젊은 산모의 경우 1% 정도로 낮으나 산모의 연령이 증가할 수록 연령의 위험도가 더함.
7) 약 90%정도에서는 산모의 나이와 연관된 상동염색체의 비분리, 유사분열(mitotic nondisjunction)에 의하여 생기며 나머지는 mitotic nondisjunction에 의한 모자이시즘(10%), 드물게 전위에 의하여 생김. 발생율은 신생아 1000명당(혹은 8000명당 1명) 약 0.12-0.3정도에서 생긴다.
8) 자궁 내 태아손실이 68%에 이르기 때문에 임신 제 2분기의 빈도는 훨씬 높게 나타난다.

4. 증상

1) 심장 기형 : 약 95%이상에서 나타나며, 대표적으로 심방 사이막 결손, 막성 심실 사이막 결손, 방실관 결손, 동맥관개존증 우심실 이중 유출로, 대동맥 축착, 심장의 우측 전위 등이 나타날 수 있다.
2) 심한 정신 지체
3) 신장 기형 : 약 15%에서 나타나며, 대표적으로 말발굽 콩팥, 낭종성 신장 질환, 수신증, 일측성 신장무형성 등이 나타날 수 있다.
4) 특징적인 머리 및 얼굴 모양 : 작고 좁은 머리, 후두골 돌출, 작은 눈, 작은 턱, 구순열 및 구개열, 작은 입, 소하악증
5) 손발의 특징적인 모양 : 집게손가락이 가운데 손가락 위에 위치, 새끼손가락이 약손가락 위에 위치, 둥근 바닥창(rocker bottom)의 발 모양, 짧고 뒤로 굴곡 된 첫째발가락 등
6) 기타 기형 : 상완의 형성 부전, 반척추증, 탈장, 횡격막 탈장 항문폐쇄증, 짧은 흉골, 작은 골반, 기관식도루 거의 모든 장기의 기형을 동반하게 된다.

5. 진단

염색체 검사 사진 : 18번 염색체가 3개 있음
에드워드 증후군의 진단은 기본적으로 외형상 특징과 임상증상으로서 에드워드 증후군을 의심

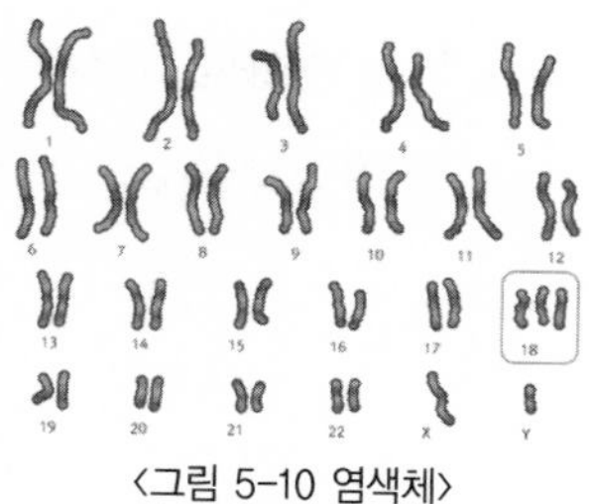

<그림 5-10 염색체>

1) 그 외에 세포 유전학적 검사로 환자의 혈액을 배양한 후 염색체를 관찰하여, 18번 염색체의 숫자를 확인하는 것.
2) 모자이크현상이 의심되는 경우 20~100개 정도의 세포의 염색체를 무작위적으로 관찰. 또한 산전 초음파 검사, 모혈청 검사, 양막천자(Amniocentesis), 융모막융모생검(CVS) 등

6. 치료

출산 전 24주 이전에는 임신종결을 고려하며 근본적인 치료는 없으며, 각 장기의 기형에 대해 각각 치료를 해야 한다.
그 이후에는 태아 곤란증이 나타나더라도 수술 등을 피하는 것이 좋음

7. 예후

1) 다 장기 기형 및 정신 지체가 특징이고, 치명적인 증상이 많게 때문에 대부분이 출생 후 10주 이내 사망한다.
2) 약 5%가 생후 1세까지 생존하고 드물게 10세 이상 생존하는 경우가 있다. 생존아의 경우 대개 심한 정신 지체를 가지고 있다.
3) 18번 상염색체는 사산아에서 가장 자주 나타나는 염색체 이상이다.
4) 높은 태아손실은 신생아기에도 계속되어 생후 2개월 안에 50%에서

사망하고 1년내 90%, 10년 내 99%가 사망한다.

5) 드물게 10년 이상을 생존하는 경우가 있는데 이들은 모두 심한 신체 및 정신발육장애 나타난다.

CHAPTER 06

수술 전·후 간호

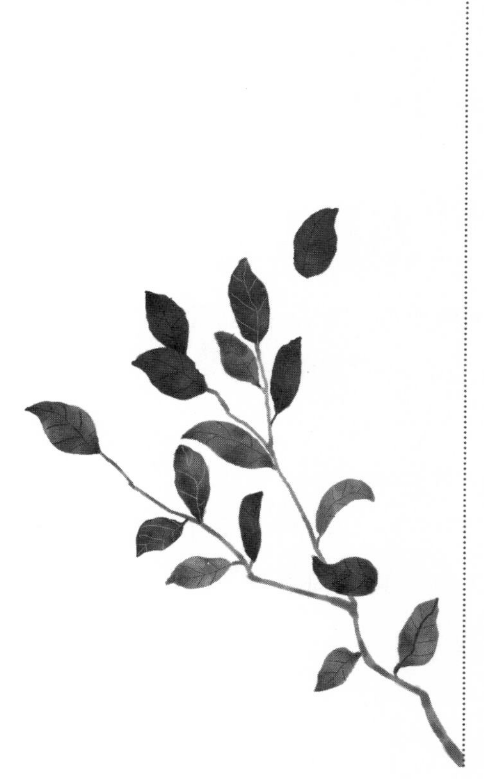

■ Chapter 06 | 수술 전 · 후 간호

1 :: 수술 전 간호

1. 수술 전 간호

1) 수술을 받는 신생아들이 대부분 직면하게 되는 문제들은(예 : 기도 유지, 심맥관계 체온조절, 수분 전해질 균형, 영양요구)이다.

2) 심맥관계와 호흡기계 상태의 전자감시는, 정기적 포괄적인 사정(평가)이, 수행되어야 하며 지속되어야 한다. 관찰과 사정은 수술 후에도 계속되어야 한다.

3) 어떤 선천적인기형은 종종 다른 기형들을 동반하기도 하므로 사정에는 이와 관련된 합병증의 증거를 세심하게 관찰해야 한다.

4) 수술 전, 신생아는 보통 체액과 포도당을 위한 말초정맥주입을 필요로 한다. 전해질 문제나 빈혈을 치료한다.

5) 예방 항생제 처방은 수술 전에 시작할 것이며, 어떤 감염 증세가 있는지를 보기 위해 영아를 진찰한다.

6) 일반적인 간호와 더불어, 복부 감압, 상처의 보호나 관리와 특정한 치수측정(복부 둘레, 머리 크기)과 같은 특정 결함들에 대한 특별한 주의가 요구된다.

2. 절차

1) pre op order를 check 한다.

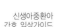

2) 금식 지시와 수술 승낙서가 받아졌는지 기록하고 check한다.

3) 각종 tube삽관이 되어 있는지 확인하여 종류와 시간을 기록한다.

4) 수술 준비물을 확인하고 기록한다.

5) 필요에 따라 G-tube, EKG Lead를 준비한다.

6) V/S check하고 기록한다.

7) pre op injection 준비를 하고 수액을 확인한다.

8) 수술실로 옮긴 시간과 옮긴 경로 ,수단과 같이 보내는 물품 등을 기록한다.

9) Transport incubator가 적정한지 확인 한다.

10) 산소가 제대로 준비되고 작동이 되는지 확인한다.

11) 아기를 이동용 인큐베이터에 안전하게 옮긴다.

12) 보호자, 담당 의사, chart 와 함께 환자를 수술실로 보낸다.

2 :: 수술 후 간호

1. 수술 후 간호

1) 수술은 신생아에게 스트레스를 유발하는데 특히 미숙아 이거나 아픈 아기일 경우에는 주의 깊게 관찰한다.

2) 마취나 동통 같은, 수술과 관련된 부가적인 문제와 함께 수술 전 간호와 마찬가지로 사정과 관찰이 많이 필요하다.

3) 흉벽의 불안정성, 짧고 좁은 기도, 적은 수의 폐포, 미발달한 보조 근육은 호흡기계 기능부전을 초래할 수 있다.

4) 호흡 곤란은 미숙아에게 매우 흔한 문제이다. 수술을 받은 대부분의

신생아는 기계적인 환기가 필요한데 이것은 수술의 긴급성, 기간, 형태에 더 많은 영향을 받는다.

5) 기계적 환기는 수술 후의 통증관리가 필요한 경우에 지속될 수 있다.

6) 신생아는 산혈증, 저산소증에 빠지기 쉬우며, 산소와 산-염기 상태의 지속적인 관찰이 요구된다.

7) 미숙아는 전신마취로 인한 호흡기계 합병증을 특히 주의해서 관찰해야 한다.

8) 심맥관계 지지는 특히 중요한데 이는 심근의 미성숙한 부교감 신경지배로 인해서 특히 미주신경을 자극하는 비 위관 튜브, 기관 내 튜브, 흡인 같은 여러 가지 수술 후 절차들이 신생아를 민감하게 자극하기 때문이다.

9) 감소된 심박출량의 조기 보상의 증세가 보이면, 대사부전현상이 발생하기 전에 중재가 이루어져야 한다.

10) 수분과 전해질 상태의 세심한 중재는 신생아의 외과적 간호에 중요하다.

11) 신생아의 특성과 관련된 수분의 급속한 변화 경향은 스트레스와 수술 과정으로 인한 비정상적인상실에 의해서 심화될 수 있다.

2. 절차

1) 아기를 안전하게 warmer에 옮긴다.

2) V/S 을 check하고 혈압은 사지 혈압를 check한다,

3) 수술 후 병동에 도착 시간, 회복실 경유, 옮긴 수단을 기록한다.

4) 환자에게 부착되어 있거나 삽관되어 있는 tube 등의 배액상태를 확인하고 기록한다.

5) 들어가고 있는 수액 종류와 남은 양을 기록한다.

6) 환자의 자발호흡과 청색증 유무, 활동 정도를 확인후 기록한다.

7) 활력 징후 기록지, 임상 관찰 기록지, 간호 경과 기록지에 OP mark를 한다.

8) 수술 부위 출혈이 있는지 확인하고 기록한다.

9) post op order를 확인하고 injection을 한다.

10) post op x-ray 와 lab를 check 한다.

11) 부착물 파악 및 기능이 잘되는지 확인한다.

12) Bleeding이 있는지 관찰하고 혈액순환 여부를 사정한다.

3. 통증 관리

1) 수술 후 신생아의 동통을 사정하고 중재하는 것이 중요하다.

2) 통증을 유발하는 자극에 대한 신생아 반응의 다양성과 마취의 결과로 인해서 신체적인 반응이 민감하지 않을 수 있기 때문에 주의를 요한다.

3) 근육마비성 약물의 사용은 수술 후의 통증에 대한 신체적인 현상을 더욱 희미하게 할 수 있다

4) 미숙아이거나 신체적으로 미숙한 아기일수록, 특히 대수술을 받은 경우에, 통증 반응을 측정하기가 더욱 어렵기 때문에 반응을 잘 관찰한다.

5) 재태 연령에 상관없이 영아는 통증을 경험할 수 있으며, 수술하는 동안이나 수술 후에 통증으로 인한 역효과를 받을 수도 있기 때문에 신생아의 통증을 감소시키기 위해서 적절한 약물 치료를 하는 것은 중요하다.

6) 약물 치료뿐만 아니라 비 약물적인 통증 관리는 신생아의 통증을 효과적으로 경감시키기 위해서 수술 후에 사용될 수 있다.

CHAPTER 07

간호기술

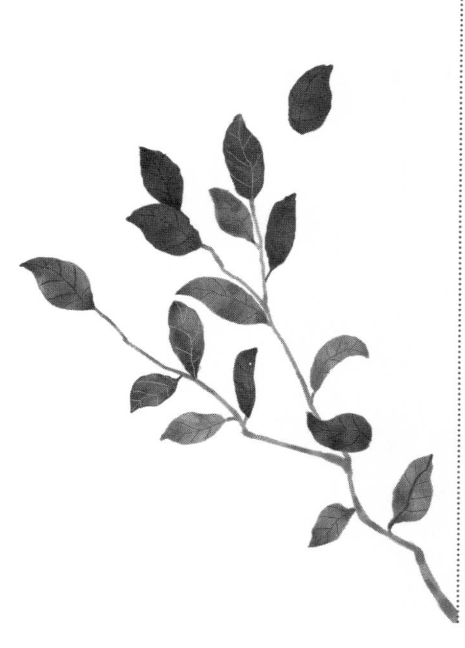

1. 관장
2. 기저귀 갈기
3. 목욕
4. 체온조절
5. 모세혈관천자
6. 선천성대사이상검사
7. 동맥혈가스분석
8. 예방접종
9. 청력검사
10. 산소포화도측정
11. 큐로서프투여
12. 미숙아망막증
13. 요추천자

■ Chapter 07 | 간호기술

1 :: 관장

1. 목적

장의 연동운동을 자극하여 배변을 촉진시키기 위함이며, 장세척, 변비예방, 분변매복 이완 돕기 및 약물주입 등을 실시한다.

2. 준비 물품

1) 처방된 관장용액(글리세린0.5cc+steril water 0.5cc) 미숙아 1kg기준
2) 주사기
3) 장갑 또는 1회용 장갑
4) 윤활제
5) 크기에 맞는 직장튜브(nelaton cath)

3. 절차

1) 손을 깨끗이 씻는다.
2) 장갑을 착용한다.
3) 직장튜브에 관장용액을 통과시킨 후 윤활제를 바른다.
4) 부드럽게 직장 튜브관을 삽입한 후 천천히 관장용액을 주입한다.

4. 기록

관장용액의 종류와 양, 직장튜브관의 크기, 삽입길이, 배변양상 기록한다.

5. tip 길이

<표 7-1 삽입길이>

연령	신생아	2-4세	4-10세	11세 이상
삽입길이	2.5cm	5cm	7.5cm	10cm

2 :: 기저귀 갈기

1. 목적

1) 음부둔부 및 배설량 성상 관찰.
2) 청결유지 상쾌함을 느끼게 한다.
3) 청결 습관을 만든다.
4) 피부 손상을 예방한다.

2. 간호

1) 아기에게 맞는 기저귀를 선택한다.
2) 발을 잡지 말고 둔부 아래로 한쪽 손을 넣어 살짝 들어 올린다.
3) 요로감염을 일으키지 않도록 음부는 앞쪽에서 뒤쪽 방향으로 닦는다.

4) 복부를 압박하지 말고 하지 운동을 방해하지 않도록 한다.

3. 순서

1) 기저귀는 미리 인큐베이터 안에 넣어 놓아 차갑지 않게 준비한다.
2) 물 티슈 등 필요한 물품은 미리 한꺼번에 준비하여 손이 인큐베이터 안에 들어 갔을 때 여러 가지 연속된 케어를 마치고 나올 수 있도록 준비한다.
3) 글러브를 끼고 팔꿈치로 인큐베이터 문을 열고 손을 집어넣는다.
4) 기존에 착용하고 있던 기저귀를 벗기기 전에, 새로 착용할 기저귀를 펴서 아기의 엉덩이 아래에 깐다.
5) 차고 있던 기저귀 접착 부위를 끌러 하체를 드러낸 후 엉덩이, 외음부를 물티슈 등으로 필요한 만큼 닦아낸다.
6) 엉덩이 아래에서 벗겨낼 기저귀 부분을 끄집어 내어 사용한 물티슈 등이 외부를 오염 시키지 않도록 주의하여 벗겨낸 기저귀를 둘둘 말아 정리한다.
7) 오른손에 끼고 있던 글러브를 벗어 벗겨낸 기저귀를 글러브 안에 집어넣는다.
8) 미리 바닥에 깔아 놓은 새 기저귀를 아기의 음부로 접어 올려 잘 채운다.
9) 손을 인큐베이터에서 꺼내었다가 오른손이 들어갔던 출입부로 왼손을 넣고 오른손은 아기의 다리 쪽, 인큐베이터 옆면에 있는 문을 열고, 인큐베이터 안에 남아 있던 글러브에 싸인 벗겨낸 기저귀를 왼손으로 잡아 인큐베이터 옆 문을 통해 오른손으로 전달한다.
10) 인큐베이터 내부와 문을 정리한 후 벗겨낸 기저귀 무게를 측정하고 분리수거한다.

4. 기록

섭취량 및 배설량(기저귀의 무게) 대소변의 색, 냄새 및 양상, 피부사정과 필요 시 연고사용

5. 대변양상

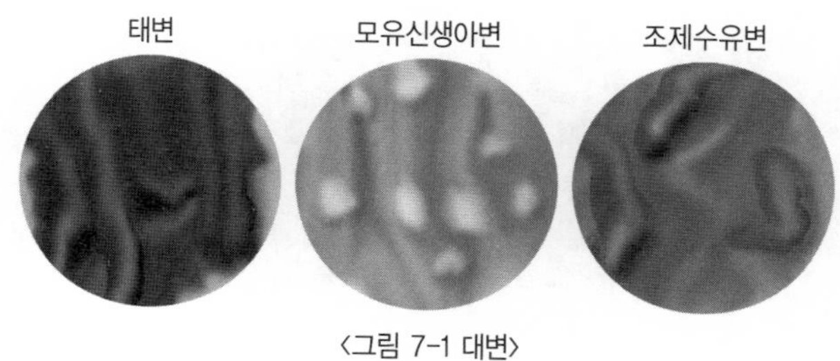

<그림 7-1 대변>

3 :: 목욕

1. 목적

피부표면의 노폐물을 제거하여 깨끗한 건강한 피부를 유지하기 위함이다.

2. 준비

1) 목욕 후 아기가 사용할 물품을 순서대로 미리 준비하고 보온해 둔다.
2) 38-40℃의 목욕물을 준비한다.
3) 아기는 베시넷이나 이동용카를 이용해 누인채로 이동한다.

3. 준비물품

1) 제대간호 물품 (알코올솜 또는 면봉). 유아용비누. 베넷저고리

2) 아기포 경우에 따라 아기이불. 기저귀. 닦을 포

4. 절차

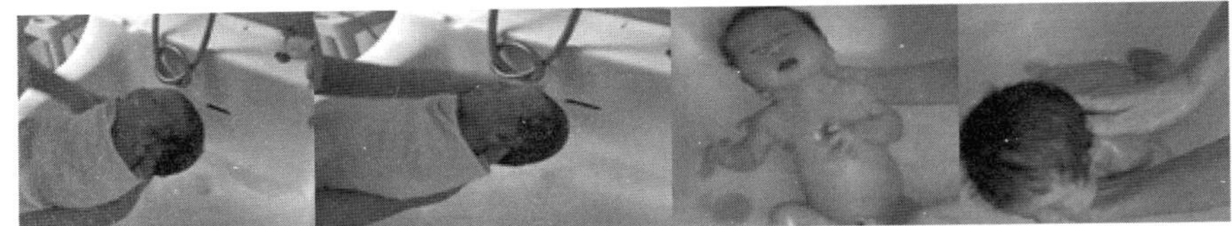

<그림 7-2 목욕하는 순서>

1) 손을 깨끗이 씻는다.

2) 아기를 한쪽 손의 엄지와 중지를 이용하여 양쪽귀를 막는다. 손바닥으로는 아기의 등을 지지해 주며 옆구리에 놓아 떨어지지 않도록 한다.

3) 얼굴은 물을 묻히고 한쪽 눈을 안쪽에서 바깥쪽으로 닦고, 반대편은 마찬가지로 하며 이마, 코, 뺨, 귀의 순서로 닦는다.

4) 머리는 연약하므로 심한 자극을 주지 않도록 주의하고 유아용 비누로 거품을 내어 비눗물이 눈에 들어가지 않게 조심스럽게 문지른 후 물로 깨끗이 씻고 수건으로 빨리 닦아서 말린다.

5) 옷을 벗기고 한손으로 아기의 머리와 목을 잘 지지하고 다른 손으로 아기의 발쪽을 지지하면서 부드럽게 다리부터 통속에 담근다.

6) 목-가슴-배-생식기-다리 순서로 닦는다.

7) 다 씻은 후에는 신생아의 몸 뒤쪽을 닦아주기 위해 엄지와 검지사이에 아기의 겨드랑이가 위치하도록 하면서 복위로 돌린다.

8) 아기의 등과 엉덩이 부분을 잘 씻어준다.

9) 물에서 아기를 꺼낼 때는 아기의 머리를 받치면서 아기의 양손을 잡고

허벅지와 엉덩이를 잘 받치면서 조심스럽게 꺼낸다.

10) 포위에 눕히고 눌러가면서 닦고 접히는 부분은 철저히 닦는다.

11) 제대간호를 수행한다.

12) 제대 아래쪽으로 기저귀를 채운 후 준비된 옷을 입힌다.

4 :: 체온조절

1. 목적

중성 체온환경을 유지하여 산소소모량을 최소화하기 위함이다.

체온저하로 나타날 수 있는 합병증을 예방하기 위함이다.

2. 인큐베이터 온도 설정지침

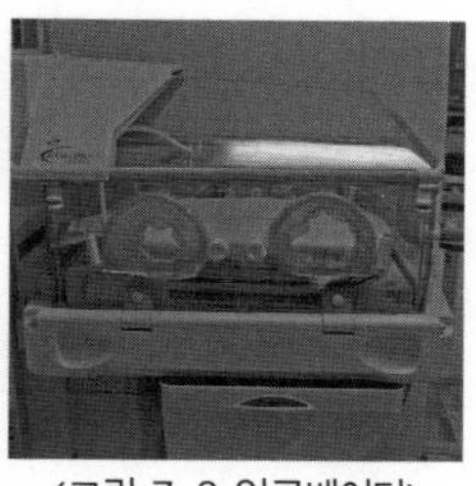

〈그림 7-3 인큐베이터〉

1) 신생아 체온은 다음의 범위 내에서 유지되어야 하며, 만삭아의 경우에는 체온범위의 하한선이 가장 알맞은 온도이다.

(1) 복부피부온도범위 : 36.0℃-36.5℃(96.8-97F)

(2) 액와 체온범위 : 36.5℃-37℃(97-98.6F)

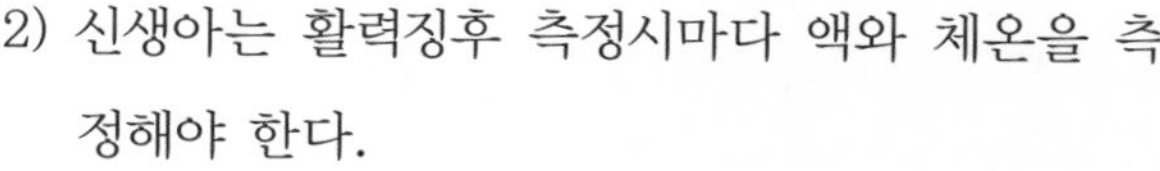

2) 신생아는 활력징후 측정시마다 액와 체온을 측정해야 한다.

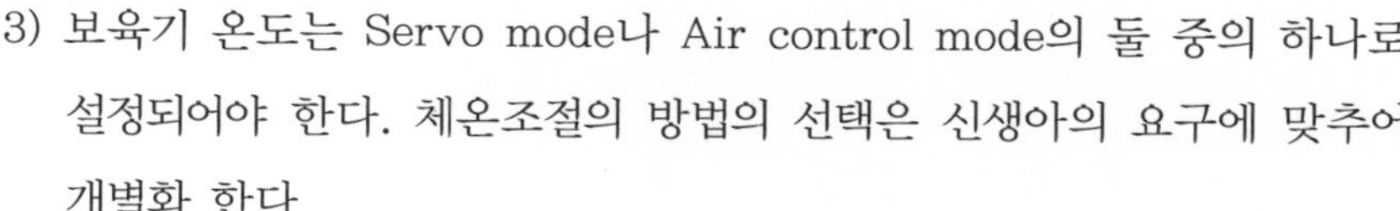

3) 보육기 온도는 Servo mode나 Air control mode의 둘 중의 하나로 설정되어야 한다. 체온조절의 방법의 선택은 신생아의 요구에 맞추어 개별화 한다.

(1) Servo controlled(보육기와 radiant Warmer)

① 보육기의 온도는 복부 피부체온이 36.0-36.5℃, 액와체온이 36.5℃-37℃사이에서 유지 되도록 설정되어야 한다.

② 보육기에 있는 1000gm 미만의 미숙아는 종종 Servo control을 필요로 한다.

③ 1000gm이 넘는 신생아는 air temperature control에서 시작되어야 한다.

④ 신생아에게는 Probe를 붙이고, 보호 커버로 덮어야 한다. 피부체온 Probe를 붙인 자리를 적어도 매일 변경 한다.

〈표 7- 2 보육기 온도〉

시간/체중	〈1200g	1200-1500g	1501-2500g	
0-6시간	34.0-35.4	33.9-34.4	32.8-33.8	32.0-33.8
6-12시간	34.0-35.4	33.5-34.4	32.2-33.8	31.4-33.8
12-24시간	34.0-35.4	33.3-34.3	31.6-33.8	31.0-33.7
24-36시간	34.0-35.0	33.1-34.2	31.6-33.6	30.7-33.5
36-48시간	34.0-35.0	33.0-34.1	31.4-33.5	30.5-33.5
48-72시간	34.0-35.0	33.0-34.0	31.2-33.4	30.1-33.2
72-96시간	34.0-35.0	33.0-34.0	31.1-33.2	29.8-32.8
4-12일	33.0-34.0		31.0-33.2	

〈표 7-3 보육기 온도〉

시간/체중	1500g	1501-2500g	2500g
4-5일	29.5-32.6		
5-6일	29.4-32.3		
6-8일	29.0-32.2		
8-10일	29.0-31.4		

10-12일	32.6-34.0	31.0-33.2	29.0-30.8
2-3주	32.2-34.0	30.5-33.0	
3-4주	31.6-33.6	30.0-32.7	
4-5주	31.2-33.0	29.5-32.2	
5-6주	30.6-32.3	29.0-31.8	

(2) 정상 피부 체온을 유지하기 위한 초기 보육기 온도범위

① 일반적으로 각각의 체중그룹에서 신생아가 작을수록 더 높은 쪽의 온도범위가 적용되어야 한다.

② 각각의 시간 범위 내에서는 어린 신생아일수록 더 높은 온도가 필요하다.

③ 각각의 체중범위에서 작은 신생아일수록 더 높은 온도가 필요할 것이다.

3. 보육기 온도조절

1) Air control

(1) 공기온도를 0.5℃씩 증가 시키거나 감소시킨다.

(2) 15-30분 후에 액와 체온을 잰다.

(3) 만약 온도가 올라가면, 1시간까지 30분마다 액와체온을 재고, 액와 체온을 36.5℃-37℃ 범위에서 유지하기 위하여 0.5℃씩 온도를 높인다.

(4) 만약 온도가 떨어지면 온도하락이 멈추거나 또는 상승할 때까지 매 15분마다 0.5℃씩 온도를 높인다.

(5) 폭 들어가도록 nesting하거나 가볍게 싸는 것을 고려한다.

(6) 감염 증상/징후를 관찰한다.

2) Skin Control

(1) skin probe가 안전하고 알맞은 위치에 있는지 확인한다.

(2) 매 30분마다 skin set point를 올린다.

3) 계속적인 기록

설정온도, 환경온도, 액와 체온, 주위환경

4. 보육기에서 나오기

1) 매 12-24시간 마다 Isolette 1-2℃씩 낮추고 옷을 입히고 기저귀를 채운다.

2) 안정을 위해 매 2시간마다 체온을 관찰한다. 보육기 온도가 최저에 이르고 신생아가 액와 체온을 보일 때까지 신생아 옷, 모자, 담요를 적용한다.

체온이 안정되고 신생아가 점차 체중이 늘어나면 보육기 밖으로 나올 수 있다.

3) 신생아는 보육기 온도가 최저 세팅에 있을 때 신생아 침대에 놓는다. 보육기에서 나온 후 신생아의 체온은 안정될 때 까지 1시간마다 측정한다.

4) 체온이 낮거나 불안정하면 필요에 따라 보육기에 다시 넣고 안정되면 다시 위와 같은 방법으로 꺼낸다 .

5. 보육기 관리

1) 보육기는 항상 전원이 꽂혀 있어야 한다.

2) 손을 넣는 문은 사용할 때 외에는 항상 닫혀 있어야 한다.

3) 후드는 빠른 열손실 때문에 시술을 위해 열어서는 안 된다.

4) 시술이 많이 필요한 신생아를 위해서는 6개의 손 넣는 문이 있는 보육

기가 사용 되어야 한다.

5) 과열되었다고 전원을 끄지 않는다. 특히 계속 지켜 볼 수 있는 경우가 아니라면 보육기를 식히기 위해 문을 열어서는 안 된다.

6) Servo probe는 재사용 된다. 온도 Probe는 신생아의 부드러운 피부, 보통 복부에 붙인다. 온도 Probe는 은박 덮개로 덮어두어야 한다.

7) 보육기는 신생아가 바뀔 때 마다 완전히 분해하여 철저히 씻어야만 한다.

8) 보육기는 매월 교체해야만 하며, 침대는 매일 신생아의 체중을 잴 때 마다 시트를 벗기고 씻어야 한다.

9) 매트릭스의 플라스틱이 손상되지 않았을 경우에는 매트리스를 깨끗이 하여 재사용 할 수 있다.

10) 가습기는 사용 중에는 매일 비우고 청소해야 한다.

5 :: 모세혈관천자(Blood drawing: heel and finger stick)

1. 목적

혈액검사를 위한 소량의 혈액을 채취하기 위함이다

2. 준비물품

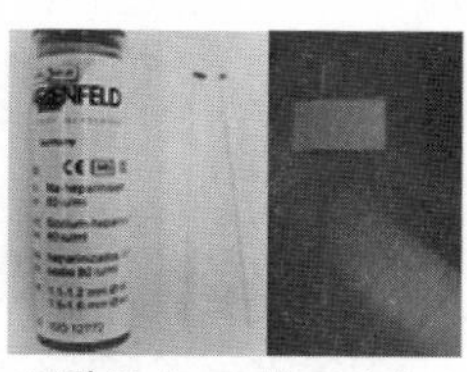

<그림 7-4 capillary tube>

1) 소독솜
2) 반창고
3) 26Gage needl미세혈액용기(capillary tube)

3. 절차

1) 손을 깨끗이 씻는다.
2) 아기의 발목을 배굴 시킨 후 채혈부위를 소독한다.
3) needle를 이용해 발뒤꿈치를 재빠르게 천자 한다.
4) 처음 떨어지는 혈액은 거즈나 솜으로 닦는다.
5) 천자가 된 부위를 아래로 향하게 하여 붙잡되 지나치게 짜지 말고 부드럽게 짠다.
6) 채혈용기에 혈액을 2/3이상 받는다.
7) 지혈이 될 때까지 마른 멸균거즈로 천자부위로 압박한다.

4. tip

1) 채혈은 발뒤꿈치의 만곡부위는 뼈가 가까이 위치해 있어 적합하지 않고 발뒤꿈치 가장자리나 중간쯤으로 한다.
2) 부적절한 부위 선택은 연골염, 패혈증, 조직 괴사를 포함한 합병증을 야기할 수 있다.

6 :: 선천성대사이상검사

1. 목적

신생아의 선천성 대사이상을 사정하기 위함이다.

2. 준비물

1) 알코올 솜
2) 채혈용지
3) 26G neede
4) 멸균 솜
5) 반창고

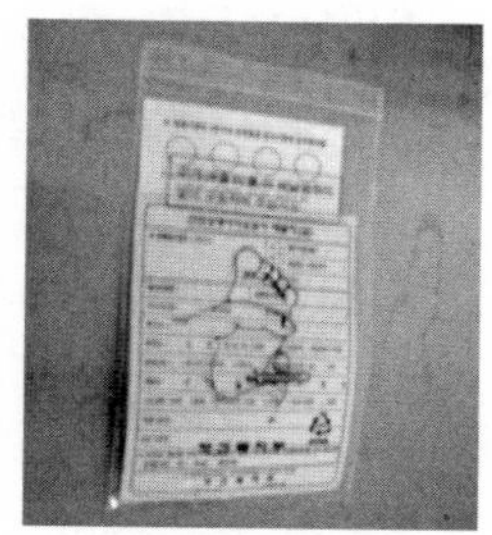
<그림7-5 채혈용지>

3. 절차

1) 아기의 신원과 라벨이 일치하는지 확인한다.
2) 손을 깨끗이 씻고 장갑을 착용한다.
3) 아동의 발목을 배굴 시킨 후 채혈 부위를 소독한다.
4) needle로 발뒤꿈치를 천자한 후 처음 혈액 한 방울은 멸균거즈나 솜으로 닦는다.
5) 채혈용지를 천자부위에 대어 혈액을 채취한다. 혈액은 채혈지의 한쪽 면만 묻혀 뒷면까지 충분히 스며들고 원이 완전히 차도록 한다.
6) 지혈이 될 때까지 마른 멸균거즈 또는 솜으로 천자부위를 압박한다.
7) 채혈용지는 직사광선이나 뜨거운 곳을 피하여 실내온도에서 수평으로 두어 4시간 정도 충분히 건조시킨다.
8) 완전히 건조되면 비닐봉투에 넣어 운반하고 지연될 경우 냉장보관 한다(채혈기관은 2일 이내에 검체물을 검사기관에 송부해야 한다)

4. 주의사항

1) 권장 채혈 시기는 수유가 양호한 경우 생후 3-7일이며, 생후 24시간 이전 채취 시에는 생후 2주 이내에 재검이 필요

2) 요오드가 함유된 베타딘으로 제대소독을 할 경우 요오드 흡수로 갑상선 기능이 떨어져서 일시적으로 갑상선자극 호르몬이 상승하여 갑상선기능저하증으로 오진할 수 있음

7 :: 동맥혈 가스분석(Arterial blood gas analysis, ABGA)

1. 목적

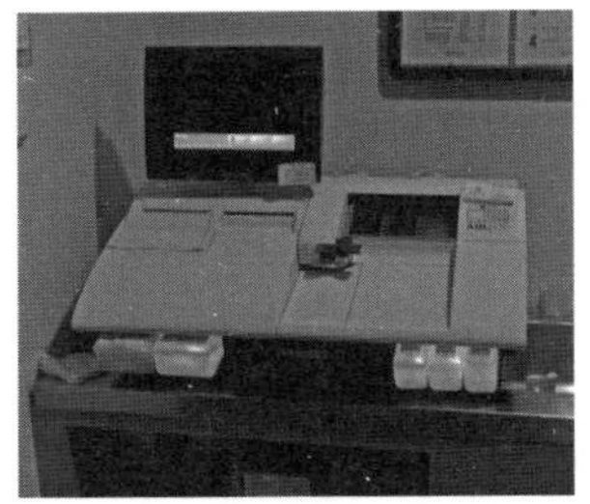
〈그림 7-6 동맥혈가스분석〉

1) 환기와 산화의 적절성, 산소운반능력, 산-염기 균형을 사정하기 위함이다.
2) 산소와 이산화탄소의 부분적 압력, 동맥혈 검사물의 산도를 측정함으로써 폐내의 가스교환 상태를 평가하기 위함이다.
3) 산소 투여나 산소 호흡기 사용 시 치료의 경과 및 아기 상태의 moni-tering.
4) 심장 수술을 하는 동안이나 신생아의 신장기능과
5) 내분비 이상을 평가 하는데 유용하다.

2. 준비물(A-LINE에서 sample시)

1) 라벨이 부착된 튜브(capillary tube)
2) 23G needle
3) 포비돈 소독솜

3. 절차

1) 아기의 신원과 라벨이 일치하는지 확인한다.
2) 손을 깨끗이 씻는다.
3) A-line port를 잠근 후 23G needle를 이용하여 혈액을 빼낸다.
4) 몇 방울을 떨어뜨린 후 capillary tube에 공기가 들어가지 않게 채취한다.

4. 동맥혈 가스분석의 적응

1) 동맥혈가스분석은호흡곤란이보이는 경우 산소화(oxygenation)와 환기(ventilation)를 평가하기 위해서 시행한다.
2) 대사성 질환이나 신장질환 등 산-염기 불균형을 유발하는 경우에 산-염기 상태를 평가하기 위해 시행한다.
3) 이들 질환을 치료하면서 그 반응을 보기 위하여 동맥혈 가스분석을 시행한다. 호흡부전 시 기계호흡을 하거나 대사성산증 시 bicarbonate 치료를 하는 경우 등이다.

5. 동맥혈가스분석의 단계

1) 1단계
   (1) pH를 분류한다.
   (2) 정상 : 7.35 - 7.45 산혈증 : 7.35이하, 알칼리증 : 7.45이상
2) 2단계
   (1) PaCo2를 사정한다.
   (2) 정상 : 35 - 45mmHg , 호흡성 산증 : 45mmHg이상, 호흡성 알칼리증 : 35mmHg 이하

3) 3단계

(1) HCO3- 를 사정한다.

(2) 정상 : 22 - 26mEq/L, 대사성 산증 : 22mEq/L이하, 대사성 알칼리증 : 26mEq/L이상

4) 4단계

(1) 보상상태 여부를 결정 한다.

(2) 보상이 있는 상태 : PaCo2 와 HCo3-는 반대방향에서 비정상이다.

예) 하나는 산성이고 다른 하나는 알칼리성이다.

(3) 보상이 없는 상태 : PaCo2 나 HCO3-중 한 성분은 비정상이고, 다른 하나는 정상이다.

5) 5단계

(1) 가능하면 일차적 장애를 확인한다.

(2) pH가 명확히 비정상이면 pH와 관련된 산 염기 문제가 일차적이다.

(3) pH가 정상 혹은 정상에 가까우면 일차적 장애가 산-염기 요소가 아닐 수 있다.

(4) pH가 7.4를 중심으로 산성인지 알칼리성인지를 확인한다.

(5) pH가 7.4이상이면 알칼리성 문제가 계속 된다.

6) 6단계

(1) 보상이 있는 경우 보상 정도를 분류한다.

(2) 부분적 보상

보상의 증후가 있으나 pH는 아직 비정상이다.

(3) 완전보상

보상의 증후가 있으며 pH는 정상이다.

(4) 대사성 알칼리증

PaCO2가 HCO3증가의 0.6배와 같다.

(5) 대사성 산증

PaCO2의 저하정도가 PH의 마지막 두 자리수와 거의 비슷하다.

(6) 호흡성 산증

급성 산증이면 PaCO2가 10mmHg 증가할 때 마다 HCO3가 1mEq/L씩 증가하고 만성 산증이면 4mEq/L씩 증가한다.

(7) 호흡성 알칼리증

급성 알칼리증이면 PaCO2가 10mmHg 증가할 때 마다 HCO3가 2mEq/L씩 감소하고 만성 알칼리증이면 5mEq/L씩 감소한다.

8 :: 예방접종(Immunization)

1. 일반적 지침

미숙아는 생후 네 가지 예방접종(Hepatitis B, DTaP, Polio, Haemophilus Influenza B)이 시행되어 질 수 있다.

1) Hepatitis B

(1) HBsAG-negative인 산모의 신생아의 경우 : 생후 2개월에 1st dose를 접종하고 백신의 종류에 따라 첫 접종을 기준으로 0,1,6개월 또는 0,1,2개월에 총3회 걸쳐 접종한다.

(2) HBsAG-postive 인 산모의 경우 : 출생 후 12시간 안에 Hepatitis B vaccine과 H-BIG을 서로 다른 부위에 접종한다.

(3) HBsAG의 결과를 모르는 산모에게 출생한 신생아의 경우 : 출생 후 12시간 안에 Hepatitis B vaccine을 주고 분만 시 엄마의 혈

액을 채취하여 엄마의 HBsAg 상태를 확인하여 만약 postive라면 가능한 빨리(생후 1주일 이내에) H-BIG을 접종한다.

(4) Hepatits B 백신은 신생아의 몸무게가 2000gm이 넘은 후에 접종할 것이 권고된다.

2) DTaP

더 이상 활동성이 없는 것으로 보여 지며 정상아와 비슷한 생활연령에 있는 안정된 미숙아에게 방어적인 항체의 수준을 갖게 해준다.

3) POLIO

독성을 약하게 한 사백신은 NICU에서 생 바이러스의 분비를 유발하지 않는 다는 부가적인 이점을 가진다. 이것은 정상아와 비교했을 때 부가적 위험 없이 안정된 미숙아에게 접종되어 질 수 있다.

4) HIB (Haemophilus Influenza type B)

안정된 미숙아에게 접종되어지나 정상아에게서 보여지는 반응과 미숙아에게서 보여지는 반응을 분리해서 시행된 연구는 없다.

5) 모든 예방접종은 미숙아의 muscle mass가 약을 흡수하기에 적합할 때까지 지연될 수 있다.

2. 절차

1) 투약 목적을 정확하게 알고, 1cc주사기, 알코올 솜, 해당 약을 준비한다.
2) 물품을 준비하고 확인, 투약의 일반적 절차를 참조한다.
3) 손을 씻은 후 이름표와 발찌를 확인한다.
4) 유박스(B형간염 백신) : 0.5cc를 대퇴부의 외측 광근에 주사한다.
5) 헤파빅(B형간염 면역글로불린) : 0.5cc를 대퇴부의 외측광근에 주사한다.
6) 시나지스 : 체중 kg당 15mg이며 RS바이러스 위험이 예상되는 기간 동안은 한달에 한번 투여한다. 근육 내 주사하며 주로 대퇴부의 전

외측에 주사한다.

7) 기록 : 약품명, 용량, 투여 경로, 시간을 정확히 기록한다.

3. 예방접종 금기

1) 불안정하거나 질환이 있는 경우
2) 발작, 근무력과 같은 신경학적 문제를 가진 경우 백일해 접종은 금기
3) 이전에 같은 종류의 예방주사에 심각한 반응을 보인 경우

〈표 7- 2 보육기 온도〉

연령	백신종류
0~1주	B형간염 1차
4주이내	BCG
1개월	B형간염 2차
2개월	DTaP, 소아마비1차
4개월	DTaP, 소아마비2차
6개월	DTaP, 소아마비3차
12~15개월	홍역, 볼거리, 풍진(MMR)
13~24개월	일본뇌염은 1주간격 2회, 2차접종 후 12개월 후 1회
18개월	DTaP 추가
4~6세	DTaP, 소아마비, MMR
14~16세	성인형 Td
민6세와 만12세	일본뇌염(유행지역에서는 매년) 각 1회 추가접종
매 10년	성인형 Td

9 :: 청력검사(Hearing Screening)

1. 목적

가이드라인에 따라 아기의 청각사정을 계획하고, 결과를 보고하기 위한 것이다.

2. 청력검사 인정 기준 안내

청신경 뇌유발 전위검사(AEP)의 기준이 대한 신생아학회에서 제시한 안을 참조로 다음과 같이 확정되었다.

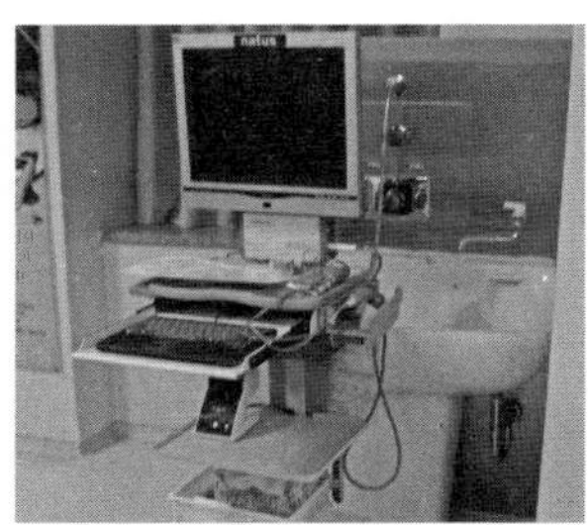

<그림 7-7 청력검사기>

1) 소아기 청력손실의 가족력이 있는 환자
2) 출생체중 1500gm 이하의 극소 저 출생체중아

3. 중추신경계 손상의 가능성이 있는 아기

1) 신생아 가사(1분 apgar score 0-4점. 또는 5분 apgar score 0-6점)
2) 뇌출혈
3) 신생아 경련
4) 감염(뇌수막염, 뇌염)
5) 생후 10분까지 자발호흡이 없었던 경우

4. 이 과적 손상의 가능성이 있는 아기

1) 내이 출혈

2) 교환수혈이 필요한 중증 신생아 황달

<표 7-5 출생체중(gm)과 AEP검사 실시기준>

출생체중(gm)	총 혈청빌리루빈 치(mg/이)
<1000gm	7 이상
1000-1249gm	10 이상
1250-1499gm	12 이상
1300-1999gm	14 이상
2000-2499gm	15 이상
>=2500gm	17 이상

3) 이독성 약물 : aminoglycosides 와 loop이뇨제 약물의 사용 (만삭아의 경우에도 aminoglycosides를 1주 이상 투요한 경우에는 선별검사를 시행해야 한다.)

4) 태아 알코올 증후군

5) 선천성 바이러스 감염증, 선천성 매독, 선천성 톡소플라즈마증

6) 폐고혈압 지속증

7) 과 호흡, 호흡성알칼리혈증

8) Low set ear, ear pits & tags, pinna, ear canal 기형 등

9) 구개열, 구순열, 암면 및 경부 기형 등

5. 검사 전 준비 사항

1) 의학적으로 안정된 상태이며 퇴원예정인 환아로 모니터를 가지고 있지 않은 상태로 검사 기간 동안 안정된 상태로 있을 수 있다.

2) 교정연령 34주 미만인 경우에는 미성숙으로 인한 비정상적인 소견을 보일 수 있다.
3) bassinet care 중이어야 한다.
4) Room air에서 잘 유지해야 한다(산소를 가지고 퇴원하는 경우에만 산소를 투여하며 검사한다.)
5) 귀에 영향을 주는 약물투여(예, Lasix, gentamicin/vancomycin)가 완료된 상태여야 한다.
6) 필요 시 pocral로 sedation 하며 Ambubag, mask를 가지고 아기를 검사실로 보낸다.

6. 추적검사

1) 선별검사에서 이상이 있는 무든 환아에게 생후 3개월에 추적검사를 시행한다.
2) 미숙아의 경우 퇴원 전에 비정상적인 소견을 보인 경우 1달 후 또는 교정연령 40주에 추적검사를 시행한다.
3) 신생아 경련이 있던 환아, 주산기 바이러스 감염이 있던 환아, 신경발달 장애가 있는 환아는 이전 검사결과에 무관하게 모두 생후 6개월에 다시 검사한다.
4) 추적검사에 지속적으로 이상이 있는 경우에는 이비인후과 등과의 협진을 통해 조기에 청각 재활치료를 시행한다.

10 :: 산소포화도 측정법

1. 산소포화도의 정의

1) 인체의 혈액은 적혈구와 산소가 결합되어 있기 때문에 산소를 포함하고 있으며 동맥혈 산소포화도는 'SpO2'라고 이것은 적혈구와 산소가 결합해 포화되는 정도를 백분율로 나타내는 것이다.

2) 계산방법

(1) SpOB2(%) = 옥시헤모글로빈/옥시헤모글로빈+헤모글로빈

(2) SpOB2B = HbOB2 B/(HbOB2B +Hb)×100%

(3) HbOB2는 옥시헤모글로빈을 Hb는 환원옥시헤모글로빈을 나타낸다.

2. 적응증

1) 불안정한 급성질환기의 경우

2) 산소를 투여 받고 있는 경우

3) 자극에 민감하여 최소한의 자극시에도 동맥혈 사정이 필요한 경우

4) 무호흡과 서맥의 빈도수가 증가하는 경우

3. 준비

SaO2 monitor, saturation sensor

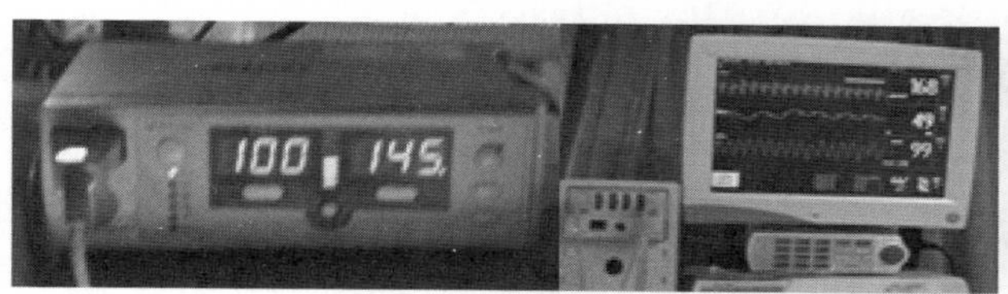

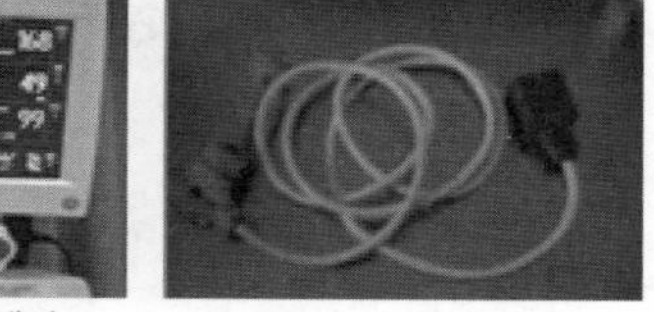

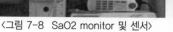

<그림 7-8 SaO2 monitor 및 센서>

4. 절차

1) 경고음 최저치는 85%로 한다

2) 센서를 부착할 부위를 정한다.

3) 센서에 있는 점선은 부착 부위의 측면에 놓고 광학부가 서로 정확하게 반대편에 있는지 확인한다.

4) 붙이는 테이프가 구겨지거나 늘어나지 않도록 조심하면서 센서를 부착할 부위에 돌려 붙인다.

5) 정확한 SpO2를 얻기 위해 적절한 동맥 맥박의 강도를 나타낼 수 있는 손가락, 발가락 등에 붙인다.

5. 산소포화도 측정기 사용 시 주의해야할 사항

1) 측정하는 과정에서 측정부위에 격렬한 움직임이 있을 때, 규칙적인 박동신호를 읽어 내는데 영향을 끼쳐 측정을 진행할 수 없다.

2) 쇼크환자와 같이 말초순환이 거의 반응이 없을 때, 측정부위의 동맥혈류 감소를 초래하게 되어 측정의 정확하지 않거나 더 이상 측정을 진행할 수 없게 된다.

3) 외부에서 강한 빛이 들어올 때 광전수신기의 정상적인 작업이 방해를 받게 되어 정확한 측정이 어렵다.

4) 산소포화도 측정기의 외부 빛 유입을 최대한 막아야 한다.

6. 산소포화도의 정상치

1) 평평한 곳에서 정상 산소포화도는 94%이상이며 94%이하는 산소부족에 해당한다.

2) 산소포화도가 90%이하를 저산소혈증의 기준이 되고, 맥박산소포화도

측정기의 경보의 하한선은 일반적으로 90%이하이다.

11 :: 큐로서프(Curosurf) 투여

1. 목적

호흡기능의 개선 표면활성제는 폐표의 공기-액체 경계면의 표면 장력을 감소시켜 호기 말기에 폐포가 쭈그러지는 것을 방지하여 폐포팽창을 돕는 물질이다.

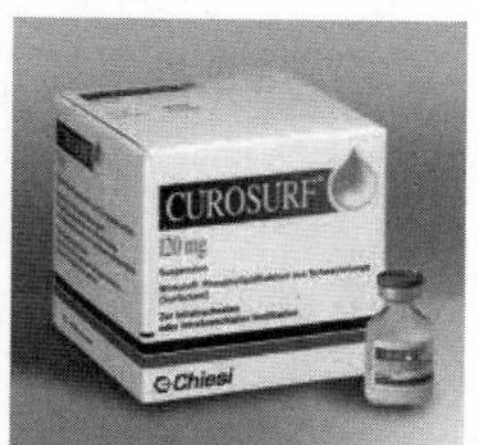

〈그림 7-9 Curosurf〉

2. 적응증

1) 29주 미만 미숙아의 RDS예방
2) 중증 RDS의 치료, Meconium aspiration syndrome, pneumonia, PPHN으로 인한 호흡 부전
3) 흉부 X-ray와 임상과정을 통한 HMD의 진단, 호흡곤란 및 저산소증, 다른 확실한 원인이 밝혀지지 않은 경우

3. 투여절차

1) 신생아전문의, 전문 간호사, 소아과 레지던트 등 적절히 훈련된 자에 의해 투여된다.
2) 투여 전에 모니터를 준비해 둔다.

3) 5Fr G-tube를 intubation tube tip보다 0.5cm 하방에 위치할 정도로 자른다.
4) 투여 직전에 기도삽관 튜브의 위치를 확인하고, 기관 내 흡인을 한다.
5) right, left 2가지 체위로 각각 1번씩 30초씩 ambu-bagging(100%산소, 60회/min하면서) E-Ttube통해 주사기에 준비된 약으로 G-tube에 연결 후 Aseptic하게 주입한다.
6) 투여는 기도내관 안으로 주입한다.
7) 100~200mg/kg(1.25~2.5mL/kg)을 가능한 빨리(출생 후15분 이내) 투여한다.
8) 투여하는 동안에 충분한 산소를 공급하고 FiO2를 적어도 10%이상 증가 시킨다.
9) 100mg/kg의 추가용량은 처음 투여 후 6-12시간에 투여하며, 이후 기계적 환기가 필요한 호흡곤란증후군 발생 시 12시간 간격으로 추가 투여 할 수 있다. (최대 총 투여용량 : 300~400mg/kg).

4. 투여 후 기간

1) Sao2 92-95로 유지하기 위하여 FiO2를 가능한 한 빨리 내린다.
2) 투여 후 1시간동안 담당의가 환자 옆에서 지켜보면서 산소포화도 92~95% 유지하면서 FiO2를 0.05씩 내리고 30분 후에 ABGA를 실시하며, 이후부터는 1-2시간(stable하면 2-4시간)간격으로 ABGA를 실시하여 ABGA결과에 따라서 setting을 조절한다.
3) 흉곽 확장이 잘되고 공기가 잘 들어오며 PaCO2가 감소하면 가능한 한 많이 PIP를 내린다.
4) surfactant투여 후 4-6시간동안은 suction을 실시하지 않으며(예외, mucus plug있을시) PIP도 내리지 않는다. FiO2 0.6보다 낮으면

ABGA결과에 따라서 FiO2 또는 PIP를 내린다.

5) 1회투여 후 악화되는 소견이 보이면 X-ray를 찍는다.

6) PDA확인을 위해 다음날 Echocardiogram을 실시한다.

5. 부작용

1) 치료받은 신생아중 5-7%에서 폐출혈이 발생한다. 치명적인 폐출혈은 1%이하에서 발견되며, 거의 모두 출생 시 체중 1000gm 이하의 신생아에게서 발생한다.

2) 무호흡 빈도가 증가한다.

3) 증상 있는 PDA가 발생한다.

4) IVH, NEC, ROP의 발생빈도를 낮추지는 못함.

12 :: 미숙아망막증(Retinopathy of Prematurity, ROP) 검사

1. 정의

⊙ 안구의 벽

특성이 다른 3층으로 구성됨

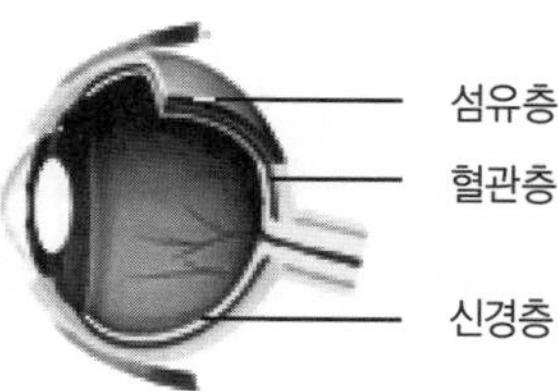

⊙ 망막

안저경으로 본 안구바닥

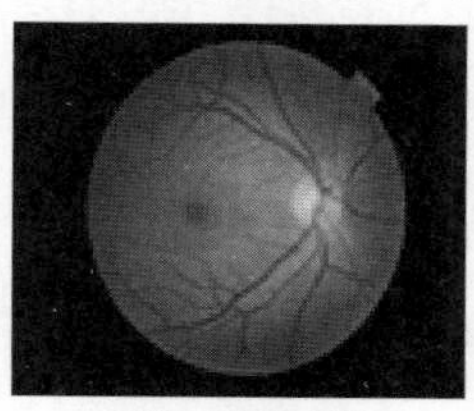

황반 시신경원반

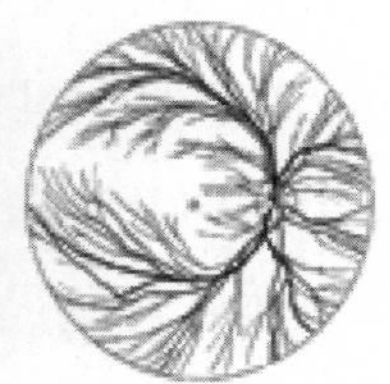

망막중심 동맥, 정맥

망막은 태생 4개월에 시신경 유두상에 망막혈관이 나타나며 그 후 망막의 주변부를 향해 성장해 태생 8개월에는 비측 망막 주변까지, 태생 9개월에는 이측 망막 주변부까지 성장한다. 미숙아 망막증은 망막조직에서 발생하고, 혈관증식성 망막질환으로 진행되어 실명을 초래할 수 도 있다.

2. 적응증

1) 출생체중이 1,500gm이하 또는 32주 이하
2) 출생체중 1,500~2,000g 또는 재태주령 > 37주인 경우 : sick, at risk, O2>2hr(산소공급방법과 상관없음)
3) 고농도 산소치료를 6시간 이상 받았던 경우

3. 준비물품

eye clip, virkon를 소독된 urine culture에 준비, 생리식염수, 산동제(미드린-피), 검사용 Table

4. 검사 시 간호

1) 검사1시간 전에 산동제를 5분 간격으로 3회 점적한다.
2) 산동제를 점적 후 20초 동안 누관부위를 눌러준다
3) 검사가 행해 질 때나 검사 후에 산동제로 인한 활력증후의 변화가 나타날 수 있으므로 무호흡, 빈맥, 혈압상승, 청색증, 산소포화도를 관찰한다.

5. 분류체계

1) 위치: 얼마나 멀리까지 망막혈관이 성장 하는가?

(1) Zone 1 : 시신경 중심으로 시신경-황반 거리 두 배를 반경으로 가지는 가상의 원내

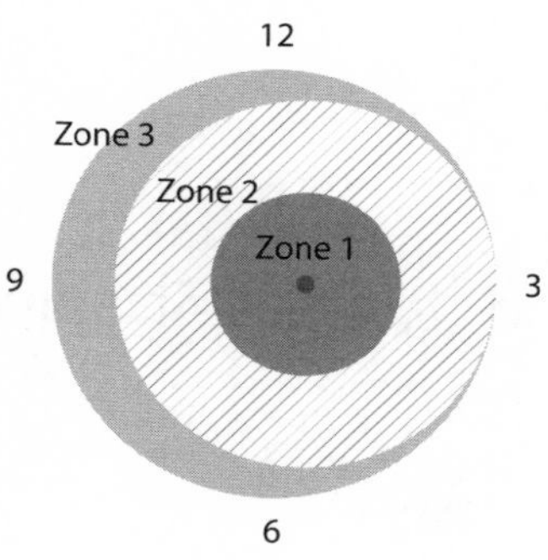

(2) Zone 2 : Zone 1의 경계부터 코 쪽으로 equator까지, 귀 쪽으로 ora serrata까지의 거리의 반을 잇는 가상적인 원 사이

(3) Zone 3 : Zone 2의 경계부터 귀 쪽으로 ora serrata까지의 반월형 공간

2) 병기(중등도)

(1) Stage1 : 정상적인 망막과 혈관이 없는 망막을 구분하는 흰색으로 표시되는 구분선 (demarcation)

(2) Stage2 : 구분선이 3차원이 됨 융기 (elevated ridge)

(3) Stage3 : 망막 밖으로 섬유혈관성 조직의 증식혈관재형성 (neovascularization)

(4) Stage 4 : 반흔 조직이 망막을 당겨 부분 망막박리가 된 상태.

① 4A : 황반 바깥부분의 부분 망막박리 치료 후 시력을 유지할 가능성이 높음

② 4B : 황반을 포함하는 부분 망막박리. 시력이 유지될 가능성이 적음

(5) Stage 5 : 완전 망막 박리

3) Plus 질환

(1) 혈관의 확장과 망막 뒤 혈관의 뒤틀려 있는 곳을 표시하고 심한 미숙아 망막증을 시사한다.

(2) Stage가 높을수록, zone이 낮을 수록 잘 생기며 Zone 1 이나 2 에 있으면 수술하는 것이 적절하다.

12 :: 요추천자 spinal tapping(=lumbar puncture)

1. 정의

척추의 요추부위에 바늘을 삽입하여 척수강 내의 요추부 지주막하강에 이르게 한 다음 치료목적과 진단 목적에 따라 지주막 하강에서 뇌척수액과 다른 물질을 제거 또는 주입하는 검사

2. 목적

1) 진단목적

(1) 뇌척수액의 압력을 측정 (정상 50~80mmH2O)

(2) CSF 검사물을 얻기 위해 - 중추신경계 감염증의 진단, 지주막하 출혈의 진단

(3) CSF의 순환상태를 보기 위한 척수액 역동검사

(4) 뇌와 척수관의 X선 촬영을 위한 공기, 산소, 혹은 조영제를 넣기 위한 것

2) 치료목적

(1) 지주막으로부터 혈액 또는 농을 제거하기 위함.

(2) 약물과 혈청을 주입하기 위함 (Intra thacal injection of anti-biotics or steroid)

(3) 결핵성 뇌막염, 뇌에 전이된 종양이 있을 때, 항생제 항결핵제 투여.

(4) 뇌압을 하강시키기 위한 뇌척수액의 제거

(5) 척수마취를 하기 위함.

3. 준비

1) Spinal tapping set

2) 소공

3) betadine ball

4) 4×4 gauze

5) 23G Scalp needle

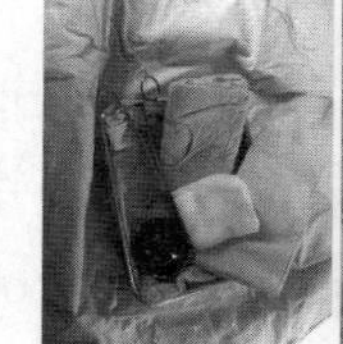
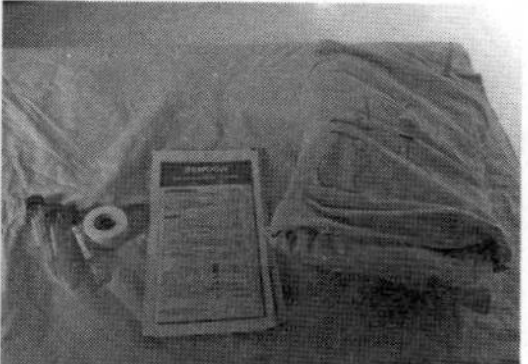

〈그림 7-12 요추천자 시 준비물〉

6) 검사용기(plain bottle, culture bottle×2, EB bottle)

7) 종이반창고

8) glove

4. 시술 방법 및 절차

1) 바늘이 지나가는 순서

피부 ➡ 피하조직 ➡ 근막 ➡ 가시 끝-인대 ➡ 황색인대 ➡ 경질막 ➡ 거미막 ➡ 뇌척수액

2) 횡와위(lateral recumbent position) ➡ 추골 사이의 최대한의 공간 확보를 위해

3) 천자부위 : L4~5, L5~S1 ➡ 척수가 L1~2까지 내려와 있기 때문 L3~4 이상은 척수 손상 우려되므로 금함. 특히 소아는 L4~5 이하에서만 천자

4) 절차

(1) 보조자와 마주 대하며 옆으로 눕힌다. 한손은 어깨와 머 리에, 다른 손은 둔부와 대퇴상부에 위치하면서 무릎과 목을 굽힌 후 소독을 한다.

(2) 천자부위 소독 후 멸균 소공포를 댄다.

(3) 천자부위 소독액을 제거한다.

(4) 천자 침 삽입 후 탐침(stylet)을 제거하고 뇌척수액이 나오는지 확인 후 안 나오면 몇 ㎜만 더 밀어 넣는다.

(5) 정상 : 맑은 밀집색의 뇌척수액이 바늘을 통해 떨어짐
뇌척수액이 현저히 혈성(bloody)일 때는 검사 중단.

(6) 천자부위의 경막 상처로 부터 척수액의 유출을 막는다.
상처부위가 오염되지 않도록 소독된 거즈를 대 준다

(7) 머리를 높이지 않는 체위를 취하며 환아를 4~6시간 동안 평평하게 눕혀 두어 안정 시킨다. 그러나 체위변경은 권장한다.

(8) 검사 후에 환자의 사지 움직임, 주사부위의 통증, 주사부위의 혈액이나 뇌척수액 배출, 배뇨능력 등을 사정하고 요추천자의 합병증이 있는지 관찰한다.

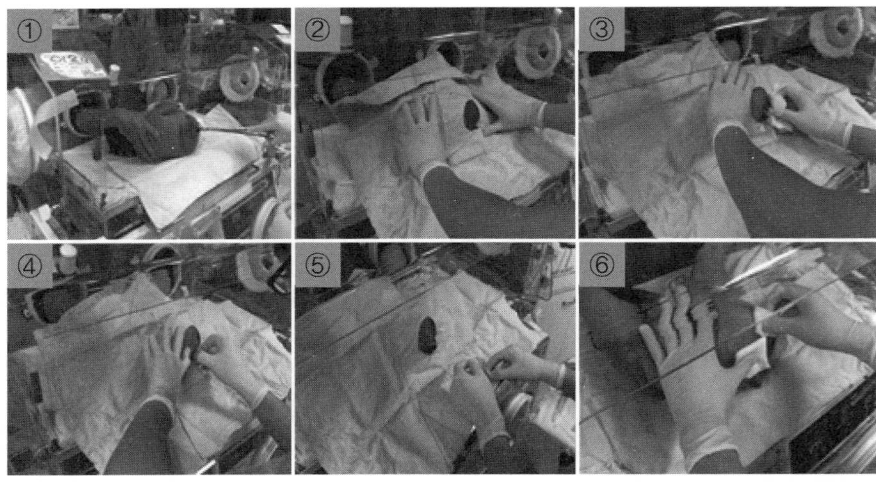

5. 정상 뇌척수액(CSF) 검사수치

1) 압력 : 50-180mmH2O (200mmH2O ↑ : 뇌압상승 의미)

2) 맑고 색이 거의 없다.

3) RBC : none, WBC : 0-8/㎕ (0-0.008/L), specific gravity : 1.007

4) pH : 7.35

5) protein

(1) lumbar : 15-45mg/dl (0.15-0.45g/L)

(2) cisternal : 15-25mg/dl (0.15-0.25g/L)

(3) ventricular : 5-15mg/dl (0.05-0.15g/L)

6) glucose : 45-75mg/dl (2.5-4.2mmol/L)

7) microorganism : none

6. 간호

1) 검사 전 간호

(1) 설명 후 동의서를 받는다.

(2) 검사 전에 장과 방광을 비우도록 한다. (소변과 대변으로 대장과 방광이 팽창되면 바늘이 잘못 들어갔을 경우 천공될 우려가 있으므로)

(3) 척추사이를 넓게 해 주기 위해 측면으로 눕고 다리를 복부로 끌어 당기고 머리를 숙여 가슴에 댄다.

(4) 검사하는 동안 가만히 누워있어야 한다.

(5) 검사 전에 진정제(sedatives)가 처방될 수도 있다.

2) 검사 중 간호

(1) 무균적으로 시행하고 환자의 전면에 서서 환자가 움직이지 않고 자세를 유지하도록 환자의 목과 무릎의 뒤쪽을 지지 한다.

(2) 환자에게 검사과정을 설명하여 안심시키며, 정상적으로 호흡하고 편안하게 이완 되도록 격려 한다.

(3) 과도한 근육긴장, 기침 또는 호흡의 변화는 뇌척수압을 상승시켜서 잘못된 결과를 야기 시킬 수 있으므로, 만약 Queckenstedt-Stoodey검사를 시행해야 한다면 환아의 경정맥에 손가락으로 압박을 가한다.

(4) 검사물 용기에 순서대로 라벨을 붙인다. 바늘을 제거한다. 감염을 막기 위해 천자 부위에 드레싱을 한다.

3) 검사 후 간호

(1) 활력징후를 관찰한다.

(2) 처방된 시간(6시간)만큼 똑바로 누워있도록 한다. 가능하면 24시간 눕게 하여 안정시킴.

➡ 경막을 통한 액체누출로 인한 두통을 예방하기 위해 머리를 상승시키지 않는다.

두통은 침상안정, 진통제와 얼음을 대주어 치료한다.

(3) 동통, 전신상태와 각성상태의 변화, 천자부위 부종, 발적, 누출여부, 소변정체를 관찰한다.

(4) 목의 경직, 매스꺼움, 구토, 배뇨곤란 (뇌막자극 징후)과 같은 합병증 징후를 관찰한다.

7. 주의사항

1) 요추천자 부위에 국소 감염이 있는 경우

(1) 뇌종양이나 두개강내 혈종과 같은 두 개강 내 공간점유 병소의 가능성의 많을 경우

(2) 두개내압 상승 징후 출현 시

➡ 뇌척수액의 급격한제거시 뇌구조가 대후두공으로 탈출되어 연수 압박

2) 뇌압상승 징후

의식수준 저하, 두통, 동공변화, 반대측의 운동 또는 감각상실, 활력징후변화(수축기압 상승, 이완기압 감소, 맥압증가, 서맥), 불규칙한 호흡, 발열, 구토

8. 척수액 역동검사(Queckenstedt's test ; Q-test)

1) 요추천자 하는 동안 경정맥을 교대로 압박하면서 척주관의 폐색을 확인하는 검사

2) Q-test 음성이면 정상

경정맥을 약 10초간 압박하면서 두부로부터의 정맥환류(venous return)가 막혀 두개강내 정맥압이 올라가서 뇌척수액압이 100mmH2O 이상 급속히 상승했다가 압박을 중지하면 급속히 전 상태로 되돌아간다.

3) Q-test 양성이면 척수종양, 척수염으로 인한 척수 지주막 하강의 폐쇄 의미

압박을 해도 척수액압이 상승하지 않거나 상승은 해도 대단히 느린 경우

※ 신생아 요추 천자 시 성인과 다른 점

성인은 요추 천자 시 sedation하나 신생아는 sedation하지 않고 시행하며, 천자시 성인은 16G needle을 사용하나 신생아는 24G(나비바늘) needle을 사용한다.

CHAPTER 08

중심정맥관 삽입 및 관리

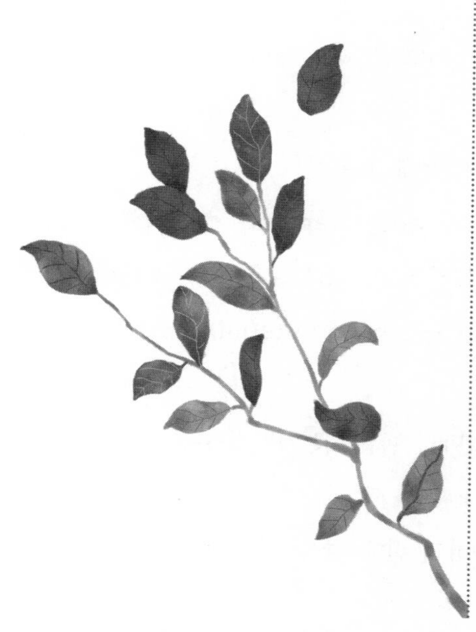

1. 중심정맥관 삽입 및 관리
2. PCVC 삽입 및 관리
3. 중심정맥관 IV Tube 교환
4. 중심정맥관 Dressing
5. 중심정맥관 채혈
6. 중심정맥관 약물투여
7. 중심정맥관 혈액제재투여

■ Chapter 08 | 중심정맥관 삽입 및 관리

1 :: 중심정맥관(Central line) 삽입 및 관리

1. 목적

Central line(C-line)은 더 이상의 유용한 말초 정맥 혈관을 찾을 수 없거나 오랜 기간 비경구적 영양이 요구되는 신생아일 경우 사용되어진다.

2. 일반적인 지침

1) C-line은 무균적으로 준비되어져야 한고 connection은 멸균상태를 유지해야 한다.
2) 연결부위를 disconnect 하기 전에 소독한다.
3) 계속적으로 주입하였던 C-line을 heparin cap으로 교환하려면 catheter의 끝부분에 cap을씌우고 cap은 3일마다 교환한다. 그리고 헤파린이 함유된 생리식염수 1~2cc(0.5units/ml)을 24시간마다 통과시킨다.
4) C-line dressing은 매 3일마다, 혹은 헐거워졌거나 오염되었을 때 교환한다.
5) 감염/막힘의 위험을 최소화하기 위해 혈액은 C-line으로부터 안전하게 제거되어야 한다.
6) 혈액/혈액제제는 더 이상 유용한 말초 정맥혈관을 찾을 수 없을 때 C-line을 통해서 투여된다. 그리고 혈액 주입이 완전히 끝난 후에

line교환이 이루어져야 한다.

7) C-line을 통해 약의 정맥 투여나 지속적인 주입이 이루어진다.
8) 응고된 line이 발견되면 즉시 C-line 흡인을 시행하고 헤파린이 함유된 생리 식염수를 주입한다. 개방 유지에 실패했을 경우 TPA/Urokinase/Streptokinase를 주입할 수 있다.

2 :: PCVC(percutaneous Venous Catheter)삽입

1. 목적

1) PICC(percutaneously inserted central catheter)로도 불리우는 PCVC는 현재 많은 NICU에서 행해지고 있다.
2) 외과적 시술이 필요한 C-line(예 : Broviac)은 미숙아나 상태가 안 좋은 신생아들에게 행해지는데 어려움이 있다. 보다 덜 invasive한 시술과 비용 절감하는 면에서 더 효과적이다.

2. 준비물

PCVC Cath 28G, Saline 헤파린 함유 된 것, 가운, 마스크, Glove, Steril Strip

소독된 고무줄, 테가덤 6장, 1cc주사기 2개, 3cc 주사기1개, Jelco24G

3. 삽입절차

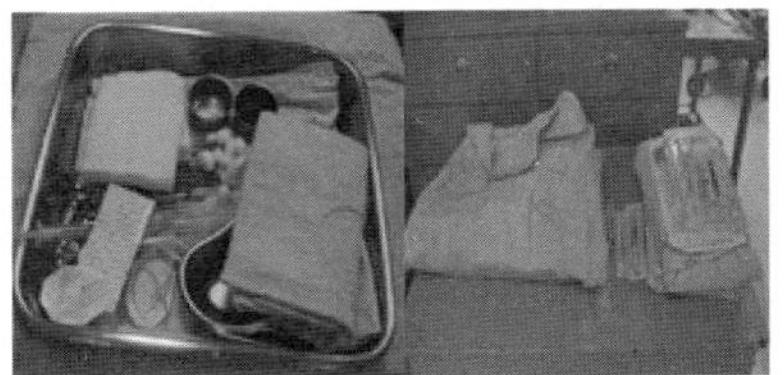
〈그림 8-1 PCVC 준비물〉

대부분은 팔의 혈관을 통해서 이루어지나 발쪽을 이용하기도 한다. 머리쪽의 혈관은 사용하지 않는 것이 좋다. 시술 후에 X-ray를 통해서 catheter의 위치를 확인해야하는데 위치는 중심정맥관의 역할을 하도록 SVC나 IVC에 위치하도록 한다.

1) 삽입할 길이를 잰다.
2) 아기가 움직이지 않게 한다.
3) 삽입 후 사용할 테가덤을 준비해 놓는다.

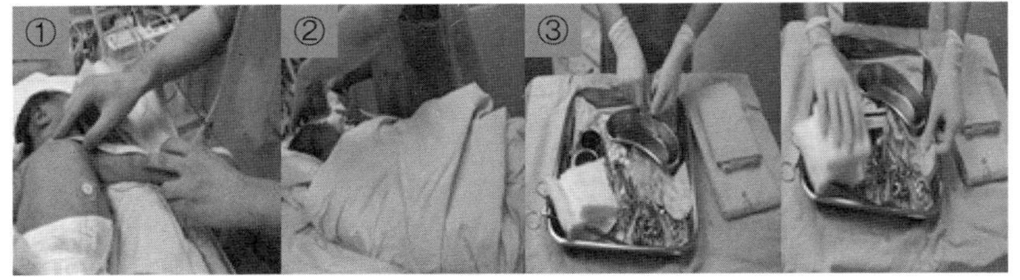

〈그림 8-2 PCVC 삽입절차〉

4) PCVC에 식염수를 꽂아둔다.
5) 중포로 드랩 후 삽입 부분부터 소독을 한다.

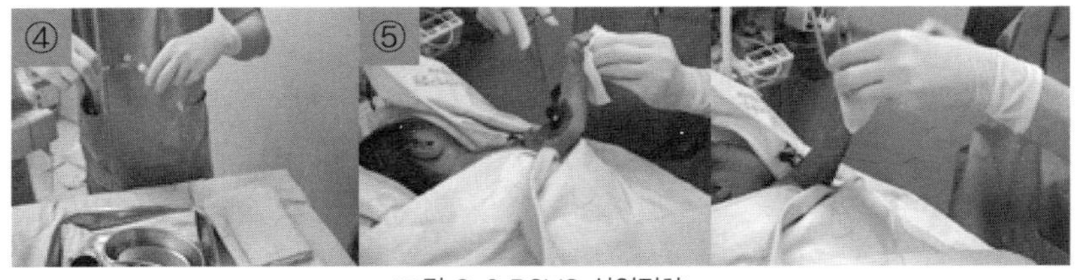

〈그림 8-3 PCVC 삽입절차〉

6) 작은 고무줄을 이용해서 혈관이 나오도록 한 후 24G 젤코를 삽입한다.
7) PCVC를 넣는다.

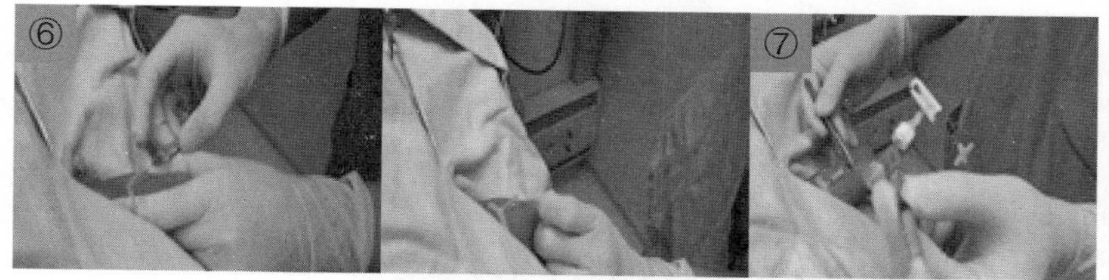

〈그림 8-4 PCVC 삽입절차〉

8) PCVC가 적당한 위치에 있는지 알기 위하여 X-ray를 찍는다.
   X-ray 촬영동안 신생아의 팔은 어깨위로 올라가지 않아야 한다.
9) 팔과 scalp로부터 삽입된 PICC 끝의 위치는 4번째나 5번째 늑간 부위이다(SVC). 다리로부터 삽입된 PICC의 적합한 위치는 T10이다(IVC).
10) PCVC는 suture를 하지 않는다.
11) 삽입 후 남은 카테터는 말아서 꼬이지 않도록 steril-sterip으로 고정 후 tegaderm을 사용하여 드레싱 하도록 한다.

4. 합병증

감염으로 인한 패혈증, catheter의 위치가 정확하지 않으면 infiltration, 막힘, 정맥관 감염

※ exchange set를 사용전 항상 몇 개가 들어있는지 물품 count를 해야 됨
절차는 환아의 경과 기록지에 문서화되어야 하며 포함되어야 할 내용은 아래와 같다.

① 삽입한 시간과 날짜
② PCVC/ MLC kit
③ 절차를 요청한 의사의 이름과 임상적 적합성
④ 삽입 상황을 일일이 열거한다.(기술, draping, 삽입자리)
⑤ 환자에게 삽입된 카테터의 길이

⑥ 절차의 tolerance

⑦ 삽입 할 때의 부작용 또는 출혈량

⑧ X-ray 판독 시 tip의 위치와 이를 판독한 의사의 이름

⑨ 삽입한 후에 조정된 사항

3 :: 중심 정맥관(Central line) IV Tube 교환

1. 물품

1) radiant warmer or open crib일 경우 : mask
2) 멸균장갑
3) 멸균포
4) 베타딘 소독솜
5) 알코올 소독솜
6) 처방된 IV fluid와 infusion pump의 tubing
7) Hemostat with rubber edges
8) 1 inch tape 및 오픈하지 않은 헤파린이 함유된 생리 식염수 vial 1개
9) 5cc syringe 1개, 4x4s 거즈

2. 절차

1) 필요시 마스크를 착용한다.
2) 침상 옆에서 멸균포를 펼친다.
3) 멸균 4x4s를 열고 멸균 5cc syringe를 멸균포에 놓는다.

4) 두 번째 멸균포를 펼쳐서 C-line catheter port근처에 놓는다.
5) 베타딘 소독솜과 알코올 소독솜을 열어서 C-line가까이 멸균포에 놓는다.
6) catheter/tubing junction에 tape를 제거하고 cateter를 멸균포의 가장자리에 떨어 뜨려 놓는다.
7) 자주 사용하는 한손에 소독 장갑을 낀다.
   헤파린이 함유된 생리식염수 syringe를 준비한 후 C-line 가까이 멸균포에 놓는다.
8) 주로 쓰지 않는 손에 마저 멸균 장갑을 낀다.
9) 멸균되고 건조된 4x4 gauze로 catheter를 집어서 catheter junction을 베타딘으로 1분 소독한 후 공기 중에 1분간 건조시키고 알코올로 1분간 소독한다.
10) catheter junction을 멸균 타올에 놓고 5cc syringe cap을 연다.
11) 다른 손으로 멸균 건조된 4x4fmf 이용하여 쓰고 있던 IV tube를 분리해서 버린다.
12) syringe를 catheter 중심에 연결하기 전에 catheter 중심으로 헤파린이 함유된 주사기를 떨어뜨린 후 syringe를 안전하게 연결한 후 식염수 1~2cc를 통과시킨다.
13) syringe를 제거한 후 catheter 끝까지 새로운 fluid를 완전히 채워질 때까지 떨어 뜨린다.
14) 새로운 tubing을 부착하고 reflux valve는 catheter의 중심에 위치하도록 한다.

3. 기록

1) IV flow sheet 기록
   (1) Fluid의 종류와 양

(2) 생리 식염수의 주입의 양

2) Tubing 교환의 시간과 catheter의 개방성을 기록한다.

4 :: 중심정맥관(Central line) dressing

1. 준비물품

1) C-line dressing kit

2) tegarderm

2. 시행

1) C-line dressing kit를 연다.

2) Dressing 된 아래의 피부를 건드리지 않도록 조심해서 오래된 dressing을 제거한다.

3) 소독장갑을 끼고 카테터 삽입부분 주위의 발적, 부종, 농포, 삼출물의 유무, 그리고 봉합 부분의 손상정도가 어떠한지 관찰한다.

4) 베타딘 솜으로 삽입부위를 3회 닦는다. 닦을 때는 바깥 방향으로 둥글게 돌려 가면서 닦는다.

5) 소독거즈를 삽입부위 위에 놓은 후 두드려서 말한다.

6) 삽입부위가 완전히 깨끗하게 건조되었으면 tegaderm dressing를 한다.

3. 기록

1) Dressing교환의 날짜와 시간

2) 삽입부분의 상태

3) Catheter의 상태

5 :: 중심정맥관(Central line) 채혈

1. 준비물품

1) 멸균장갑

2) 멸균포2

3) 멸균 4x4거즈 5

4) 베타딘 솜

5) 알코올 솜

6) 주사기- 검사를 위한 혈액량 만큼 필요한 size와 개수만큼

7) 22gauge 바늘(혈액을 tube에 넣기 위해)

8) 혈액수집용기, 균 배양배지 - 처방된 검사를 위한 종류

9) 멸균 헤파린이 함유된 생리 식염수

10) 끝부분이 고무로 된 Hemostat

2. 절차

1) 필요하다면 마스크를 쓴다.

2) 소독포를 열고 침상 옆에 펼쳐놓고 소독된 4x4와 필요한 주사기를 열어

소독포 위에 떨어뜨린다.

3) 베타딘과 알코올솜 막대의 끝을 열고 침상 옆 소독포 끝에 놓는다.
4) 두번째 소독포를 C-line catheher 역류벨브(reflux valve) 가까이에 둔다.
5) Catheter를 포위에 놓는다.
6) 주로 사용하는 손에 소독장갑을 착용한다.
7) 헤파린 함유된 생리식염수 주사기를 준비하고 소독포 위에 채워진 주사기를 둔다.
8) IV ump를 끈다.
9) 다른 손에도 남은 소독장갑을 착용한다.
10) 소독 4x4를 사용하여 역류 밸브(reflux valve)부분에서 분리된 IV tube를 소독타월 위에 놓는다.
11) Catheter에 소독된 5ml 주사기를 연결한다.
12) 2~4cc의 혈액을 뽑아버린다. 만약 혈액배양을 해야 한다면 이 목적을 위해 쓸 수도 있다.
13) 두 번째 소독된 주사기를 연결하고 검사를 위해 필요한 양만큼 혈액을 뽑아낸다.
14) 혈액이 든 주사기를 제거하고 준비된 헤파린이 함유된 생리식염수 syringe를 catheter에 연결한다. 공기는 흡인해내고 통과한다.
15) 주사기를 제거하고 catheter 구멍에 있는 남아있는 헤파린이 함유된 생리식염수를 떨어 뜨린다.
16) Pump를 다시 켜고 무균상태로 유지된 catheher와 IV tube를 연결한다.

3. 기록

1) 채취한 혈액량과 검사실로 보낸 것에 대해 기록 한다.
2) IV Flow Sheet에 투여한 생리 식염수의 양을 기록한다.

6 :: 중심정맥관(Central line) 약물투여

1. 준비물품

1) 5cc주사기
2) 주사기와 약물
3) 끝부분이 고무로 된hemostat
4) 멸균생리식염수
5) Betadine과 alcohol 솜
6) 역류 밸브(reflux valve)

2. 시행

1) 손을 씻는다.
2) 3cc주사기를 이용하여 NS2cc를 잰다. 처방된 약물을 준비하기 위해서는 다른 주사기를 사용한다.
3) 투약은 역류밸브(reflux valve)무위에서 시행되어야 한다. IV fluid를 끈다.
4) 역류밸브(reflux valve) 안으로 NS 1cc를 투여한 후, 처방된 약물을 정맥내로 투약한다.

5) 약물을 준 후, 밸브(valve) 안으로 NS 1cc를 이용해 line으로 약물을 천천히 밀어 넣는다.

6) IV fluid를 켠 후 C-line을 연다.

3. 기록

1) 약물투여에 대해 기록한다.

2) 사용된 Normal saline의 양을 기록한다.

7 :: 중심정맥관(Central line) 혈액 또는 혈액제재의 투여

1. 준비물품

1) 혈액 또는 혈액제재용 IV tube

2) 혈액제재

3) 19gauge 바늘

4) Betadine과 alcohol솜

5) 멸균생리식염수

6) 5cc 주사기

7) 끝부분이 고무로 된 hemostat

8) 4x4 거즈

9) 테이프

2. 절차

1) 손을 씻는다.
2) NS을 주사기로 재고 침상 옆 cpunter 위에 놓는다.
3) 혈액/혈액제재를 IV tube에 준비한다. syringe pump에 놓고 주입되어야 할 정확한 속도와 양을 조절한다.
4) C-line catheher의 끝 부분 port를 잡고 betadine으로 1분 동안 소독한다. 1분동안 공기 중에 시킨 후 알코올로 1분 동안 소독한다.
5) Hemostat을 이용하여 IV tube의 끝port를 잠근다.
6) IV fluid를 잠근다.
7) NS으로 tube를 씻어낸 후 혈액/혈액제재가 든 19 gauge 주사기 port내로 연결한다. 연결 부분은 안전하게 tape으로 고정한다.
8) 처방대로 혈액이나 혈액제재의 주입을 시작한다.
9) 주입이 끝난 후에는 pump를 끄고 port로부터 주사바늘을 제거한다.
10) 혈액/혈액제재를 깨끗이 하기 위해 NS으로 flush한다. IVfluid를 열고 line을 잠근다. 만든 지 24시간 이내의 수액을 달 준비가 되어 있다면 catheher접합부를 3분 동안 문지르고 교환한 수액과 tubing으로 마무리한다.

3. 기록

1) 혈액 또는 혈액제재의 type과 주입된 양을 기록한다.
2) 사용한 NS의 양을 기록한다.

8 :: 중심정맥관(Central line) PCVC/MLC의 제거

1. 목적

PICC/MLC는 상황에 따라 제거할 수 있다. 폐색되어 더 이상 유지할 수 없거나 소아과 전문의가 변위나 패혈증으로 제거해야 한다고 판단 될 때, 퇴원을 앞두고 더 이상 catheter가 필요 없을 때 제거된다. 단, PICC제거 지시를 받고 시행한다.

2. 물품

1) tape measure
2) 멸균 non-teeth forceps
3) 멸균장갑
4) 알콜과 베타딘 면봉
5) 2x2거즈
6) 깨끗한 tape
7) 지혈대

3. 수행

1) 손을 씻는다.
2) 신생아를 안전하게 고정한다.
3) tegaderm을 가장자리에 삽입부위쪽으로 조심스럽게 떼어낸다.
4) 장갑을 착용한다.(장갑의 포장지로 무균영역을 만든다.)
5) non-teet forcep이나 장갑 낀 손가락을 사용하여 catheter을 조심스

럽게 당기고 제거 한다.

6) 만약 catheter가 움직이지 않으면 소아과 전문의에게 알린다. 소아과 전문의가 catheter를 돌리고 당겨본다.

7) 만약 cathete가 제거 중 도중 끊어진다면 즉시 지혈대로 팔이나 다리를 묶고 소아과 전문의에게 알리고 X-ray를 찍어 Catheter의 끊어진 부분의 위치를 파악한다.

8) 카덱스에서 전체 catheter의 길이를 알아보고 제거된 catheter의 길이를 비교한다.

9) 출혈이 멈추면 베타딘으로 닦아내고 멸균수를 패드에 묻혀 환부를 닦아준 후 2×2를 붙여준다.

10) 간호기록지, 카덱스, PICC/MLC 칸에 기록한다.

4. 중심 정맥관 삽입과 관련된 합병증

1) 감염, 출혈, 혈종, 혈전, 색전증

2) 심부정맥

3) brachial plexus damage

4) 혈관 외 수액 침착, 위치 이상, 막힘, 찢어짐, 끊어짐 등

CHAPTER 09

제대동맥 및 정맥관 관리

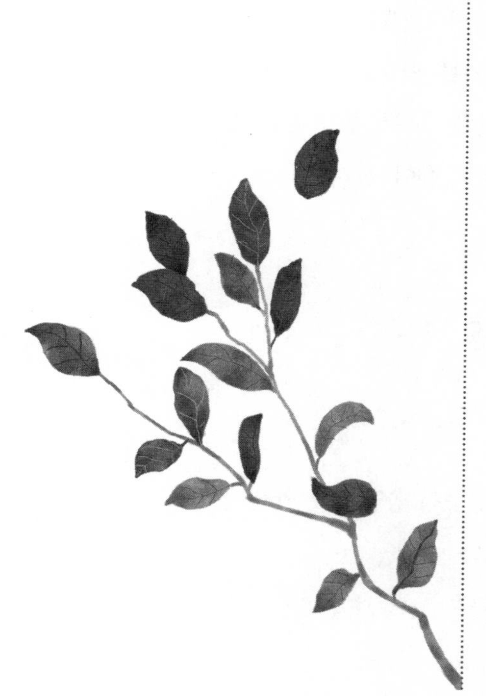

1. 제대동맥 삽입 및 관리
2. 제대정맥 삽입 및 관리

■ Chapter 09 | 제대동맥 및 정맥관 관리

1 :: 제대 동맥관(UAC) 삽입 및 관리

1. 목적

1) 제대 동맥관은 동맥혈 채취와 동맥 혈압을 측정하기 위함이다.

2) 포도당 주입을 목적으로 하지 않으며 의사/전문간호사의 지시에 의해 시행되어 진다.

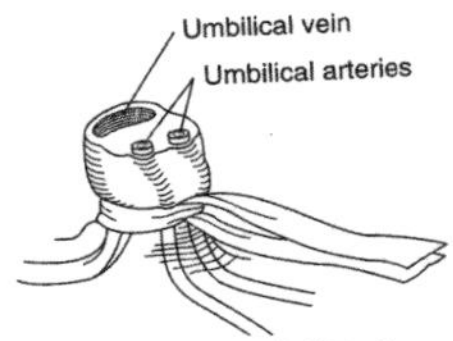

〈그림 9-1 제대동맥〉

3) 제대동맥도관은 인공호흡기를 필요로 하거나 4시간 이상 40% 이상의 산소가 필요할 때 삽입된다. 모든 동맥관은 혈압변환장치(Pressure transducer system)를 부착해야 한다.

2. Umbilical Catheter의 이용

1) 채혈
2) 동맥압측정
3) 혈관이 위약한 아동의 비경구적 영양제나 항생제 치료
4) 교환수혈
5) 동맥의 산도와 동맥가스분석

3. 준비물품

1) Umbilical catheter set
2) suture set, blade (11번)
3) 거즈, 테이프, tegarderm
4) 소독가운, 소독장갑, 마스크
5) 소독포, 소공
6) N/S, heparine, povidine, line이 연결된 수액.

4. 삽입위치

1) 제대동맥에 삽입하여(주로 횡경막 윗 부분 T6-T8) 하향 대동맥 (descending aorta)
2) 동맥 측정과 교환수혈에 유용

5. 삽입절차

1) 정확한 모니터링을 위해 환아를 앙와위로 취한다.
2) 시술 전에 활력징후, 혈당과 다른 생리적 기능을 사정한다.
3) 제대를 알코올과 포비돈으로 소독한다.
4) 제대 결찰부위 아래로 #11 blade로 절단한다.
5) 두개의 동맥중 한 개의 동맥에 관을 삽입한다. 삽입위치는 T_6-T_9또는 L_3-L_4에 위치하도록 한다.
6) UVC가 있다면 UVC와 구별하기 위해 테이프에 UAC와 UVC를 각각 표시한다.
7) 삽입 후 제대를 다시 silk로 결찰한다.

6. 기록

1) UAC 시술 전의 혈압을 포함한 활력징후를 기록한다.
2) 환아의 시술 시 반응과 상태를 EKG Monitor/Oximeter로 감시하고 기록한다.
3) UAC가 제기능(주입, 흡입)을 하는지 확인하고 기록한다.
4) 피부색깔, 체온, 하지 맥박 등을 관찰 기록하고 변화가 있다면 의사/전문간호사에게 즉시 알려야 한다. 따라서 제대 동맥관을 가지고 있는 환아는 융포로 사지를 가려서는 안 된다.

7. 제대동맥관 삽입으로 인한 합병증

1) catheter 위치 이상
   (1) 혈관 관통,
   (2) 저혈당(카테터 끝이 celiac axis 반대 쪽에 위치한다면),
   (3) 복막 파열
   (4) sciatic nerve palsy
2) 혈관 내 이상
   (1) 혈전
   (2) 색전증
   (3) vasospasm
   (4) 하지 이상
3) 감염, 출혈, 괴사성 장염, 방관 상해

2 :: 제대 정맥관(UVC) 삽입 및 관리

1. 목적

1) 제대 정맥 도관술은 수액 공급을 위해 시행된다.
2) UVC의 삽입위치는 T_9-T_{10}, 하대정맥, 횡격막 위치에 두도록 한다.

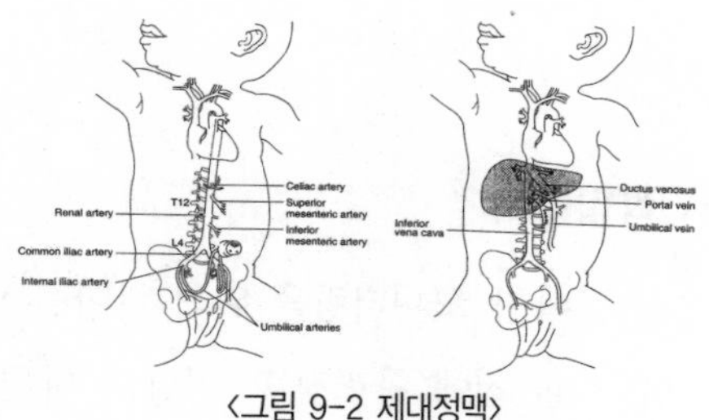

〈그림 9-2 제대정맥〉

2. Umbilical Catheter의 적응증

말초정맥 부위가 부적절하거나 오랜 기간 또는 생명연장치료가 필요하여 장기간 사용할 수 있는 정맥관이 필요한 경우

3. 준비물품

1) Umbilical catheter tip 2개
2) Exchange set
3) Saline헤파린 함유된 것
4) 11 Knife 1개
5) 4-0 silk 1개
6) 3-way 2개, 5cc syringe 2-3개
7) 6.5 또는 7.0 glove 1개
8) 알콜과포비돈 boll, 거즈
9) Dueoderm, Tegarderm
10) 마스크, 소독가운, 소독장갑

4. Umbilical Catheter의 삽입 위치

1) 제대정맥에 삽입하여 우심방 근처 하대정맥

2) 중심정맥압 측정과 완전 비경구 영양제 주입에 유용

5. 삽입절차

1) 정확한 모니터링을 위해 환아를 앙와위로 취한다.

2) 시술 전에 활력징후, 혈당과 다른 생리적 기능을 사정한다.

3) 제대를 알코올과 포비돈으로 소독한다.

4) 제대 결찰부위 아래로 #11blade로 절단한다.

5) 1개의 정맥에 관을 삽입한다. 삽입위치는 T_6-T_9 또는 L_3-L_4에 위치하도록 한다.

6) UVC가 있다면 UAC와 구별하기 위해 테이프에 UAC와 UVC를 각각 표시한다.

7) 삽입 수 제대를 다시 silk로 결찰 한다.

8) 삽입 후 tegarderm으로 고정한다.

6. 기록

1) UVC시술 전의 혈압을 포함한 활력징후를 기록 한다.

2) 환아의 시술 시 반응과 상태를 EKG Monitor/Oximeter로 감시하고 기록한다.

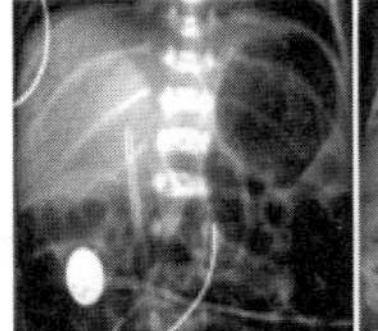
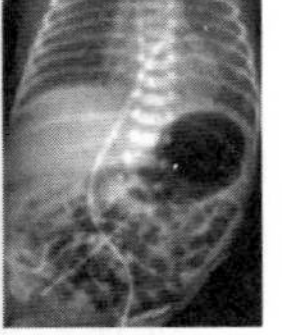

〈그림 9-3 UVC 방사선사진〉

3) UCV 삽입후 출혈증상이 있는지 매 시간마다 삽입부위 제대를 관찰한다. 삽입위치를 확인하고 감염의 증상이 있는지 관찰 기록 한다.

4) 수액의 주입속도를 기록하고 UVC가 제 기능(주입, 흡입)을 하는지 확인하고 기록 한다.

7. Umbilical Catheter의 사용 시 간호

1) umbilical arterial catheter를 통해 수액 주입 시 혈전증이 증가되었다는 보고가 있으므로, 치료 시 주의를 기울인다.
2) 합병증 예방을 위한 간호사정에는 다음과 같은 것들이 있다.
3) 동맥 경련으로 유발되는 청색증을 발견하기 위해 둔부를 검사한다.
4) 수액 세트의 분리와 이로 인한 출혈을 예방하기 위해 Luer lock 연결을 시행하고 umbilical arterial catheter 주사줄를 자세히 관찰한다.
5) 색전 형성의 증상인 말초 부종, 대퇴맥박의 비대칭 및 호흡곤란 증상을 잘 관찰한다.
6) 패혈증의 위험을 감소시키기 위해 betadine 연고를 적용한 드레싱 교환을 매일 시행.
7) 정맥치료를 위한 제대정맥(umbilical vein)이 사용은 합병증의 위험이 높고 사용 기간은 짧기 때문에, 많은 의사들은 두피나 손 같은 말초정맥이나 다른 중심정맥관 사용을 선호한다.

8. 제대정맥관 삽입으로 인한 합병증

1) 감염, 혈전 색전증
2) 위치 이상으로 인한 합병증
   (1) cheart/great vessels : pericardial effusion, 부정맥, hydrothorax
   (2) d. portal vein : NEC, 장파열, hepatic necrosis

9. 제대정맥관 제거

1) 의사/전문간호사의 UCV 제거 지시를 확인한다.
2) 손 씻은 후 봉합제거세트와 거즈를 침상 가까이 놓고 소독장갑을 낀다.
3) 상품에 EKfms 검은 점이나 숫자가 표시된 catheter 길이를 확인한다.
4) stopcock을 돌려 환아 쪽을 잠근다.
5) 한 손으로 catheter를 잡고 5cm까지 부드럽게 잡아당긴다. 다른 한 손으로는 제대를 잡는다. catheter가 정맥에 5cm남아 있다면 침상 곁에서 5분 정도 기다린다.
6) 부드럽게 catheter를 뺀다. 만약 출혈이 있으면 지긋이 압박하여 지혈시킨다.
7) 적은 양의 삼출물은 흔할 수 있으나 혈액손실은 간호 기록지(output 적는 칸에)에 기록한다.
8) Catheter제거 후 한 시간 동안 환아의 복부나 제대 위를 덮지 않고 출혈을 관찰한다.
9) Catheter제거 시술 후의 제대와 환아 상태를 관찰 기록한다.

CHAPTER 10

수혈관리

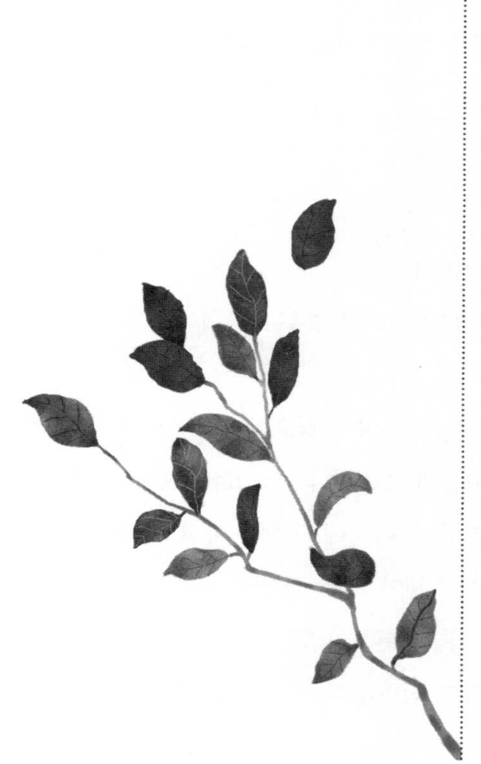

■ Chapter 10 | 수혈관리

1 :: 수혈(Transfusion) 및 간호

1. 목적

1) 손실된 순환 혈액량의 보충하기 위함이다.

2) 부족한 혈액 응고인자를 보충하기 위함이다.

3) 빈혈 환자의 산소운반능력을 증강시키기 위함이다.

2. Transfusion Indication

1) Hct <21 % (Hb <7 g/dL) 인 경우

asymptomatic & reti < (2%) 이하인 경우

2) Hct <31% 인 경우

(1) hood로 FiO2 <36%의 산소 투여가 필요할 때

(2) 평균기도압 <6 cmH2O로 NCPAP이나 ventilator care가 필요할 때

(3) Methylxanthine 제제를 투여함에도 불구하고 유의한 무호흡이 발생할 때(12시간 내 무호흡이 9회이상 또는 24시간 동안 무호흡으로 인해 백과 마스크를 이용한 양압환기가 2회이상 필요한 경우)

(4) 24시간 동안 지속적으로 심박수가 >180 회/분 또는 호흡수가 >80회/분일 때

(5) 100 kcal/kg/d 의 영양을 공급함에도 불구하고 체중이 4일 연속 하루에 <10g으로 증가할 때

(6) 수술하게 될 때

3) Hct <36 % 인 경우

(1) FiO2 >35% 의 산소투여가 필요할 때

(2) 평균기도압 6~8cmH2O의N-CPAP이나 ventilator care가 필요할 때

4) 단순히 채혈로 소실된 혈액을 보충해줄 목적으로는 수혈하지 않는다.

3. 수혈 방법

1) PRBC : 10-15ml/kg over 4 (~8, micropremie) hrs

2) PC : 10 ml/kg over 1hr

3) FFP : 10-20 ml/kg over 1hr

4) SEPACELL (PC, PRBC)을 사용

5) Irradiation(PC, PRBC)이 원칙(GVHR 방지)

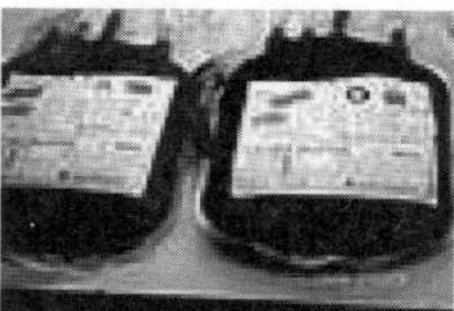

<그림 10-1 수혈팩>

4. 준비물

혈액제재, 수혈세트, IV cannula, 주사기, 알코올 솜, 생리식염수, 반창고, Tourniquet, 혈액의 성분제재(Blood components)

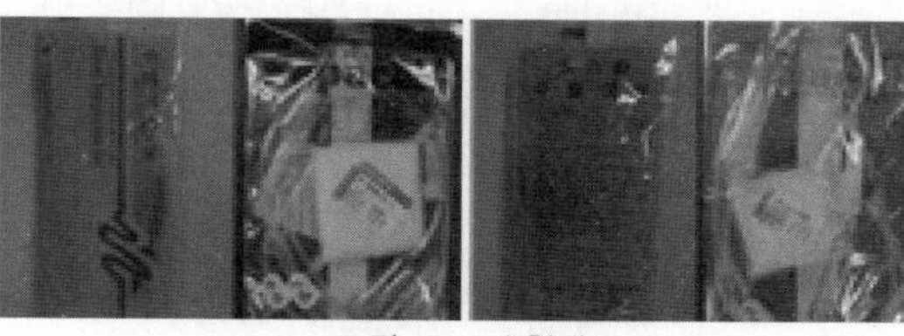

<그림 10-1 수혈팩>

5. 혈액제재의 종류

1) 농축 적혈구(Red Blood Cells, RBCs)

(1) 정의

① 농축 적혈구는 전혈로부터 원심분리 또는 침전시켜 160~200ml의 혈장성분과 혈소판 성분을 빼내어 제조한다.

② 헤마토크리트는 약 70%정도 되며 소량의 백혈구를 함유하고 있다. 전혈과 동량의 적혈구를 함유하므로 전혈과 동등한 산소운반능력을 가지고 있다.

③ 적혈구 제제는 1~6도에 저장하고 보존기간은 전혈과 같이 35일이다.

(2) 적응증

① 산소운반 능력의 부족의 증상을 보이는 만성 빈혈환자 및 수술 또는 외상에 의해 총 혈액량의 15% 이상의 출혈이 있는 환자의 치료에 이용된다.

② 신부전이나 악성 종양 등 만성 빈혈환자들은 혈액량의 정상이므로 전혈을 수혈하면 혈액량 과부하의 위험이 있다. 헤모글로빈치가 8g/dl이상인 경우에는 농축 적혈구 수혈이 불필요한 경우가 많다.

③ 수술이나 외상에 의한 총 혈액량의 15%미만의 출혈시에는 대부분 농축 적혈구 수혈이 불필요하다.

(3) 수혈 방법

① 농축 적혈구는 반드시 혈액필터가 달려있는 수혈세트를 통해 수혈해야 한다.

② 농축적혈구는 헤마토크리트가 높기 때문에 점도가 증가되어 있어 빠른 속도로 수혈할 수 있다.

③ 50~100ml 생리 식염수로 혼합하여 점도를 감소시킨 후 수혈할

수 있지만 이 경우 혈액량 과다증에 유의하여야 한다.

④ 농축 적혈구와 혼합할 수 있는 용액은 생리식염수 밖에 없음을 명심해야 한다.

⑥ 5% 포도당 용액이나 하트만 용액과 함께 농축 적혈구를 주입하면 용혈 또는 부분 응고가 생겨 심각한 부작용이 초래될 수 있으므로 주의하여야 한다.

2) 세척적혈구(washed red cells)

(1) 정의

세척적혈구는 적혈구 농축액을 같은 양의 0.85% 생리식염수로 2~3회 세척한 적혈구로 RBC, 극소량의 WBC로 구성되어 있다. 적혈구 이외의 거의 모든 성분이 제거된 상태이다.

(2) 적응증

백혈구 및 혈소판 항체를 가진 환자, 수혈이 필요한 장기 이식 환자에게 혈장 단백에 의한 allergic reaction을 줄이기 위해 선택되어 진다.

3) 신선동결혈장(Fresh frozen plasma)

(1) 정의

전혈로부터 채혈 후 6시간 이내에 분리한 혈장을 동결시킨 혈액성분제로서 불안정한 제Ⅴ및 제ⅤⅢ혈액응고 인자를 포함한 모든 혈액 응고 인자를 함유하고 있어 혈액응고 인자 결핍의 보충을 위해 사용하는 중요한 혈액 성분 제제이다.

(2) 신선 동결 혈장 사용 권장사항

혈장제제의 적응증은 결핍된 혈액응고 인자의 보충이다.

(3) 신선동결 혈장의 올바른 적응증

NIH consensus conference는 타당성이 인정되는 신선 동결 혈장의 올바른 적응증은 단일 응고인자 결핍, 경구 항응고제 효과의 역전, 대량수혈, 항트롬빈Ⅲ결 핍, 혈전성 혈소판 감소성자반증 (Thromboticthrombocytopenic purpura, ITP) 등 이라고 제시하였다.

4) 농축 혈소판(Platelet Concentrate, PC)

(1) 정의

농축혈소판은 혈장 약 50ml속에 약 5×10^{10}개의 혈소판이 들어있다. 농축혈소판은 지속적으로 천천히 흔들어주는 장치인 혈소판 보존기에서 보존하며 적정 보존온도는 20~24℃이다. 일반적으로 3일간 보존할 수 있으나 산소투과율을 높인 혈소판 보존백을 사용하면 5일간 보존할 수 있다.

(2) 적응증

혈소판 감소증, 또는 혈소판 기능장애가 있는 환자에게 지혈 기능을 회복시키기 위해 사용한다.

(3) 주의할 점

혈소판 수혈은 자가 면역성 혈소판(ITP)과 범발성 혈관내 응고장애(DIC)등에 기인하여 혈소판 파괴가 급격히 일어나는 환자에게는 대개 도움이 되지 않는다.

(4) 부작용

오한, 발열 및 알레르기성 반응이 일어날 수 있다.

6. 수혈 전 준비사항

1) 수혈 전 검사

(1) ABO 및 Rh 혈액형 검사

(2) 항체 선별검사(Antibody Screening Test) : 비 예기항체를 검사하는 것.

(3) 항체 동정 검사(Anti-body identification Test) : 환자의 혈청을 10~18가지의 다양한 항원 조합의 동정혈구(panel cell)들과 반응시켜 그 결과를 분석함으로써 항체의 특이성을 확인하는 것.

(4) 교차시험(Cross mathing) : 수혈될 적혈구와 환자의 혈청간의 부적합성이 있는지를 검사하는 것

2) 혈액 확인

(1) 병동 혈액 인수자가 혈액원 담당 기사와 함께 혈액은행에서 혈액 수령전에 혈액을 확인한다.

(2) 즉시 의사와 담당 간호사는 혈액백에 부착된 스티커와 수혈검사 결과서 각 내용을 확인 후 확인자란에 서명한다.(ID, 환자이름, 나이, 성별, 병동, 혈액제제, 혈액형, 혈액번호, 검사결과, 채혈일자, 유효일자)

(3) 공기방울, 혼탁도, 색깔에 이상이 있는지 확인한다. 기포의 존재는 미생물의 성장을 의미하고 색깔의 이상이나 혼탁은 용혈을 의심해야 한다

7. 혈액 연결

1) 수혈시작 전

(1) 수혈 전 활력징후를 측정한다(근거 : 혈액주입 후와 비교하기 위함이다.)

(2) 수혈에 적합한 바늘로 정맥을 확보 한다 (22~24G : 바늘 내관이 클수록 혈액 세포 손상이 적다.)

2) 혈액연결 시

수혈혈액의 확인은 환자 앞에서 의료인 2인이 서로 상호간에 환자의 이름, 혈액형을 확인한 한다.(ID, 환자이름, 나이, 성별, 병동, 혈액제제, 혈액형, 혈액번호, 검사결과, 채혈일자, 유효일자)

8. 수혈 기록

1) 수혈 간호기록 : 활력징후, 수혈 중 환자상태 관찰 내용, 수혈을 마친 후 부작용이 없는 경우에도 부작용 없이 수혈 종료함이라고 기록한다.
2) 확인된 혈액정보 및 수혈 간호활동에 대해 기록하고 혈액 스티커는 수혈 종료 후 OCR서식지 수혈 기록지를 출력해 수혈검사결과서와 혈액백에 부착된 스티커를 붙인 후 의무기록실로 내린다.
3) 기록시간 : 수혈시작, 15분 후 끝난 시간

9. 혈액반납/보관/폐기

1) 혈액반납
   (1) 수혈 후 빈 bag 및 남은 혈액의 회수
   (2) 사용하지 않은 혈액반납 : 여과 및 세척 혈액제제, 성분제제는 반납할 수 없으며 분출 후 30분이 경과되지 않은 전혈 또는 농축 적혈구만 반납가능하다.
   (3) 실온에서 15분 이상 방치한 혈액, 표면온도가 15℃이상으로 된 혈액, 성분제제는 반납이 안 된다.
2) 혈액보관
   혈액은행 출고 후 가능한 빨리 수혈을 시작하되 수혈을 시작할 수 없을 때에는 혈액을 1-6℃ 냉장보관 후 30분 이내에 수혈을 시작하거나 혈액원 혈액전용 냉장고에 보관해야 한다.
3) 혈액의 폐기
   (1) 폐기 대상 혈액
   혈액 출고 후 30분 이상경과, 일반 냉장고에서 보관된 혈액, 혈액제제의 변질, 혈액 bag파손, 유효기간의 경과
   (2) 환자 측 사유 : 수혈취소(사망, 퇴원, 상태호전, 처방변경), 수혈거부

10. 혈액 방사선 조사

1) 의의

살아있는 림프구가 면역기능이 저하되어있는 환자에게 수혈되면 숙주의 몸 안에 증식한 후 상피세포 등을 공격하여 피부발진, 발열, 간 기능 저하, 황달, 설사 및 범혈구감소증 등을 일으켜 사망에 이르게 할 수 있는 이식편대 숙주병을 유발할 수 있는데 이를 예방하기 위해 혈액제제에 포함되어 있는 T-lymphocyte의 DNA를 inactivation시켜 안전한 수혈을 함에 있다.

2) 적응

(1) GVHD(Graft-Versus-Host Disease 이식편대 숙주병)의 예방

(2) 면역결핍환자

(3) 장기이식환자

(4) 혈액종양환자

3) 방사선 조사의

(1) 사용되는 방사선 : cesium 137

(2) 조사시간 : 약 6분

11. 수혈 시 주의사항

1) 수혈은 다른 수액이나 약물을 함께 주입하지 않는다.(오직 생리식염수만을 혈액 성분 제제와 함께 사용할 수 있음)

2) 5~10%포도당 용액의 사용 시 체외 용혈을 유발함

3) Ringer's 용액 내 Ca이온이 혈액 제제 내에 함유되어있는 항응고제(calcium chelator)의 효과를 없애서 혈액 응고를 유발함

4) 수혈 전 수혈의 부작용에 대해 미리 숙지하고 수혈반응과 혼돈될 수 있는 증상이 있는 지 확인한다. 부작용이 나타나면 일단 수혈을 중지

하고 의사에게 즉시 보고 한다.

5) 수혈이 종료되면 tube를 saline으로 flushing한다.

6) 수혈 정맥주입이 필요할 시에는 반드시 set를 교환한다.

12. 수혈 부작용

1) 급성 수혈 부작용

(1) 용혈성 반응 : 핍뇨성 급성신부전이나 사망이 초래 될 수 있는 초응급 사태

(2) 발열반응 : 발열, 오한, 두통, 홍조, 쇠약감, 빈맥, 심계항진

(3) 알러지 반응 : 두드러기, 소양감, 후두부종, 천식성 천명

(4) 순환량 과다 : 호흡곤란, 기좌호흡, 청색증, 불안감, 중심 정맥압 상승, 흉부 압박감

2) 지연성 수혈 부작용

(1) 발생 시기 : 수혈 1~2주 후 발현

(2) 특징 : 2차적으로 혈색소 수치가 감소됨으로써 발견된다. Coomb's test결과가 양성이다.

(3) 위험성이 적은 역반응이나 재수혈 시 급성 용혈반응의 원인이 되므로 주의 해야 한다.

13. 부작용 발현 시 일반적인 간호

1) 수혈 중 부작용이 나타나면 수혈을 중단하고 생리 식염수로 정맥을 확보한다.(혈액을 주입하던 IV set를 제거하고 새로운 line을 이용해 정맥을 확보한다)

2) 의사에게 부작용을 알린다.

3) 활력징후를 측정한다.

4) 심각한 과민성 반응이 나타날 때는 CPR팀을 부르고 심폐소생술을 실시한다.

5) 정확한 혈액이 투여 되었는지를 확인하기 위해 환자관련 정보 파악한다.

6) 혈액(EDTA 3ml, CITRATE 2.7ml, PLAIN tube 3~7ml) 및 소변을 채취하고 의사가 작성한 수혈 부작용 보고서(OCR 서식지)와 함께 남은 혈액(혈액세트 포함)을 혈액은행으로 접수한다.

7) 활력징후가 안정될 때까지 주의깊게 관찰하고 I/O 및 반응을 관찰한다.

8) 관찰사항 및 의사에게 보고한 내용 및 행해진 처치의 내용 기록

9) 수혈 부작용의 기록

(1) 발견 된 시간

(2) 나타난 증상과 증후

(3) 증상에 따를 투약과 처치

(4) 수혈이 끝난 후 환자 상태

10) 과민반응이 의심된 환자에게 수혈을 계속할 경우 보고한 사항과 의사의 지시 사항을 반드시 기록한다.

2 :: 교환수혈

1. 교환수혈의 목적

1) 감작된(antibody-coated) 적혈구 제거

2) 혈장 내 항체(unattached antibody) 제거

3) 혈중빌리루빈 제거

2. 교환수혈의 적응증

1) 고빌리루빈혈증 : 광선치료의 실패로 빌리루빈이 독성 수치까지 올라가는 경우

(1) 건강한 만삭아의 경우 <48시간이후>

① T. bili ≥ 30 ➡ exchange 준비 + intensive phototx ➡ 2-4 시간 후 f/u ➡ ≥ 25 이면 exchange, < 25 이면 계속 phototx, 2~4 시간 후 f/u

② T. bili 25-30 ➡ intensive phototx ➡ 2-4 시간 후 f/u ➡ ≥ 25 이면 exchange, < 25 이면 계속 phototx, bilirubin f/u

(2) 생후 3일 이내, 미숙아, 또는 sepsis 등 아픈 만삭아의 경우: 건강한 만삭아의 경우보다 낮은 수치에서 교환수혈 시행

① 1kg미만 ➡ T.bili 10이상에서

② 1kg이상 2kg미만 ➡ T.bili 몸무게*10이상에서

③ Photo Tx는 대게 교환수혈 level의 1/2(초기)에서 2주 이후에는 2/3에서 시작

2) 빈혈(특히 용혈성 빈혈의 경우)을 교정하거나 빈혈로 인한 태아수종 환아의 심부전을 개선하고자 할 때

3) 항체와 감작된 적혈구를 제거할 때

4) 용혈성 질환에서 즉시 교환수혈을 해야 하는 경우

(1) Cord bili 4.5 이상, cord hemoglobin 11 이하

(2) 광선치료를 함에도 불구하고 1시간에 1 이상 T. bili 수치가 증가할 때

(3) hemoglobin이 11-13 mg/dL에서 광선치료를 함에도 불구하고T. bili 이 시간당 0.5 이상 증가할 때

(4) T.bili이 20 이상일 때

3. 교환수혈의 효과

1) 연속적 방법(동시에 빼주고 넣어주는)과 비연속적 방법(빼주고 넣어주고를 번갈아서) 간에 효과의 차이는 없다.
2) 1-부피(volume) 교환수혈은 약 70~75%의 적혈구를 제거할 수 있고 2-부피 교환수혈은 90%의 적혈구를 제거할 수 있다.
3) 혈관 내에 존재하는 적혈구에 비해 세포 외 체액에 존재하는 빌리루빈이나 항체의 제거에는 덜 효과적이다.
4) 교환수혈 한지 한 시간 반 안에 빌리루빈은 교환수혈하기 전의 60% 정도로 떨어진다.

4. 교환수혈 혈액의 혈액형

1) 비용혈성, 비면역성 고빌리루빈혈증(nonimmune hyperbilirubinemia)
   신생아와 같은 혈액형 사용 (blood typed and cross-matched against the plasma and RBC of infant)
2) Rh 부적합
   Rh-negative, O형 또는 신생아와 같은 혈액형 사용 (cross-matched against both mother and infant)
3) ABO 부적합
   O형, Rh-negative 또는 Rh-compatible with both mother and infant (cross-matched against both mother and infant)

5. 교환수혈을 위한 혈액의 준비 및 교환수혈 방법

1) 교환수혈 혈액량 계산

(1) 환아의 총 혈액양의 2배

(2) Total volume= Body weight(Kg)×85×2

2) 혈액 종류의 선택

(1) 전혈

① 7일이전의 신선한 방사선 조사한 전혈(fresh irradiated whole blood)을 사용

② 혈소판을 공급해줄 수 있다는 장점이 있지만 , 교환수혈 중에 hematocrit을 변경 시킬 수 없다는 단점이 있다.

(2) 농축 적혈구(PRBC) + FFP

① PRBC(irradiated) 와 FFP를 섞어서 Hct 45-50의 전혈을 만들어 사용

② 쉽게 구할 수 있는 장점이 있지만 적어도 2명의 공여자에게 노출

③ 혈소판이 없으므로 혈소판 감소 위험

3) 혈액량의 계산 및 혈액 신청

(1) irradiated PRBC와 FFP를 필요한 양만큼 신청한다.

① PRBC의 양 = $\dfrac{\text{계산된 교환(준비)수혈량} \times \text{원하는 Hct (예: 0.5)}}{\text{0.7 (농축적혈구의 Hct)}}$

② FFP의 양 = 계산된 교환(준비)수혈량 - PRBC의 양

(2) > 3 kg 환아

① 교환수혈량(mL) = 3 (kg) x 85 (mL/kg) x 2 = 510mL

② 준비혈액량(mL) = 교환수혈량 + 50 = 560mL

③ 혈액 조작동안의 손실을 감안하여 50cc 정도 더 만든다)

④ PRBC 양(mL) = 560 x 0.5/0.7 = 400mL

⑤ FFP 양(mL) = 560 - 400 = 160mL

(3) 진단검사의학과에서 blood 무게를 재는 기계로 PRBC와 FFP의 무게를 재온다.

(4) 다음부터는 소독된 방포를 깔고 멸균장갑을 착용하고 혈액을 조작하도록 한다.

4) 성분 혈액으로 전혈 만들기(PRC + FFP)

(1) Extension tube에 18G needle을 연결한다.

(2) PRBC를 소공으로 싸고 주입구를 베타딘으로 소독한 후 18G needle을 삽입한다.

(3) FFP도 같은 방법으로 연결한다.(연결된 모습)

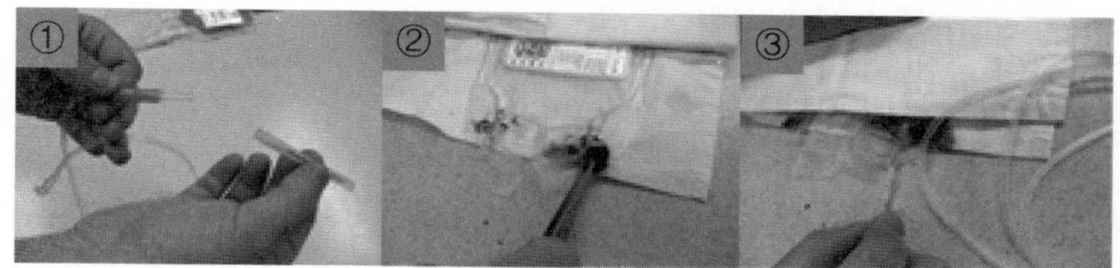

〈그림 10-3 교환수혈절차〉

(4) PRBC와 FFP의 extension tube들과 주사기를 3 way로 연결한다.

(5) 먼저 주사기로 PRBC에서 원하는 양만 남기고 주사기로 빼낸다.

① > PRBC 400mL이 필요하다면 1 bag 당 200mL씩 2bag에 나누어 준비한다.

② PRBC bag이 각각 220, 210mL 씩이라면 각각 200mL이 되도록 20, 10mL씩 빼낸다.

(6) 다른 주사기를 3 way에 연결하여 정해진 양의 FFP(80mL=160/2)를 빼서 PRBC bag 으로 주입한다.

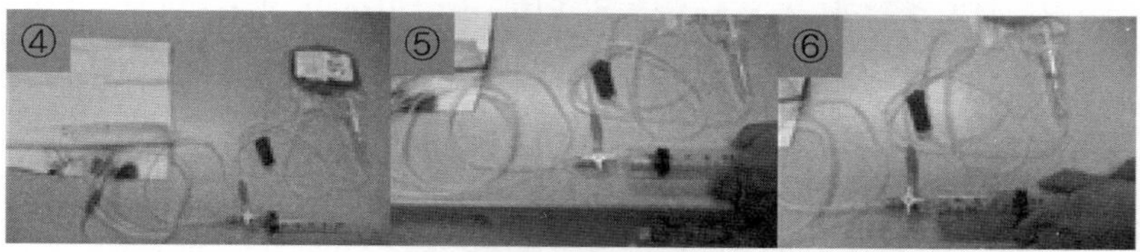

〈그림 10-4 교환수혈절차〉

(7) PRBC와 FFP가 섞인 혈액 bag을 부드럽게 섞어 전혈을 만든다.

(8) 혈액 bag의 다른 쪽 주입구에 Sepacell을 연결하여 혈액을 50mL 씩 뽑아놓는다.

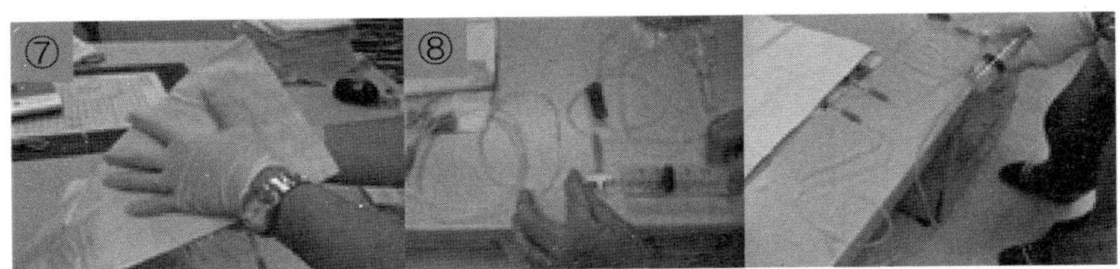

<그림 10-5 교환수혈절차>

6. 환아 준비

1) 교환수혈을 위한 혈관 line을 확보한다.

(1) Umbilical vein catheter를 사용할 경우 : 한 line으로 pull and push tech 가능

(2) Peripheral line을 사용할 경우 : isovolemic exchange transfusion 가능

① A-line 확보 : 환아의 피를 뽑는데 사용, intermittent vs. continuous

② V-line 확보 : 22 G angio로 2-3개의 정맥 line을 확보, 교환 혈액을 지속적로 주입하는데 사용 (1개의 syringe pump로 주입할 수 있는 최대량 200 cc/hr).

(3) Maintenance IV line : maintenance fluid (100-150 cc/kg/d)의 주입과 medication을 위한 정맥 line을 따로 확보, 주입하도록 한다.

2) 환아를 ICS에 놓고 full V/S monitoring이 가능하도록 한다.

3) 환아의 팔과 다리는 많이 움직이지 않도록 적당하게 묶는다.

4) 예방적 항생제를 주입하고 모든 과정에 sterile technique을 사용한다.

7. 교환수혈의 방법

1) 별도의 기록지에 환아에게 들어간 혈액의 양과 나온 혈액의 양을 기록하고, 10분 간격으로 V/S을 측정, 기록하도록 한다.

2) 교환수혈 시 시행하여야 할 검사

(1) 교환수혈 전 교환혈액 : ABGA, CBC, electrolyte, blood culture를 시행한다.

(2) 교환수혈 전 환아 (첫 번째 뽑은 혈액에서 시행) : ABGA, electrolyte, Ca++, glucose, bilirubin (T/D), LFT, CBC, blood culture 등 필요한 모든 Lab을 시행한다.

(3) 교환수혈 중간(45-60 분 경과 후) 환아 : ABGA, electrolyte, Ca++, glucose

(4) 교환수혈 후 환아 (마지막 뽑은 혈액에서 시행) : ABGA, electrolyte, Ca++, glucose, bilirubin, CBC 등

(5) 교환수혈 1-2시간 후 환아 : ABGA, electrolyte, Ca++, glucose, bilirubin (T/D), CBC 등

3) 혈액은 37도 정도로 line warmer로 데워서 사용한다.

4) UVC를 확보하였다면 보통 빼고 넣고 하는 방식(pull-push technique)으로 시행한다.

(1) 체중에 따른 교환수혈 aliquot 양

① 1,500gm이하 5cc

② 1,500gm-2,500gm 10cc

③ 2,500gm-3,500gm 15cc

④ 3,500gm 이상 20cc

(2) 교환수혈에 결리는 시간은 1~1.5시간 정도로 한다.

5) Pph. line 사용 시 isovolemic exchange transfusion과 유사한 방식을 사용한다.

(1) A-line으로 매 5분마다 aliquot의 2배에 해당하는 피를 뽑아낸다.

(2) A-line과 blood waste bottle 연결 방법

① 5분에 지속적으로 뽑고 버려도 좋으나 시술동안 a-line clot이 잘 생기므로 2-3분 동안 서서히 당겨서 뽑는다.

② 나머지 2-3분 동안은 a-line을 flush한 후 a-line fluid를 running하면 a-line 작동이 원활하며 그동안 혈압 모니터도 가능하다.

CHAPTER 11

감염관리

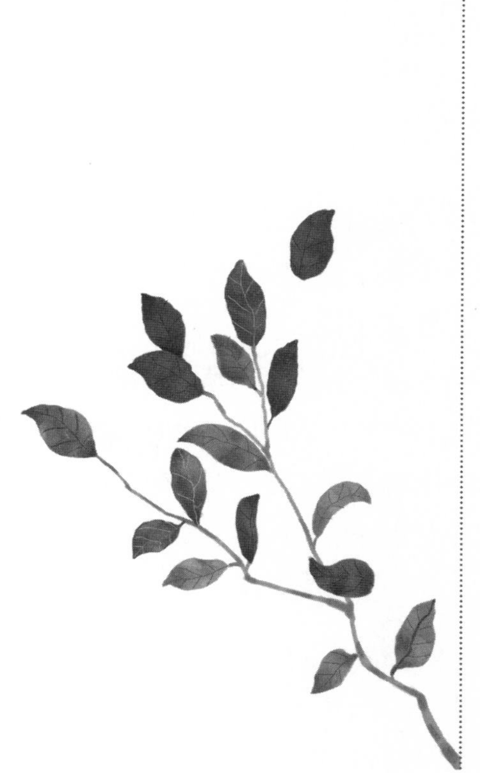

■ Chapter 11 | 감염관리

1 :: 환경관리

1. 목적

규칙적이고 효과적인 환경관리로 신생아 집중치료실 내 감염을 예방하고 감소시키는데 그 목적이 있다.

2. 합리적 근거

1) 신생아실은 크게 2500g 이상의 만삭으로 출생하는 건강한 신생아가 있는 곳과 2500g 이하 또는 미숙아 다양한 의학적 문제를 가지고 있는 신생아 중환자실로 구분 할 수 있다.
2) 신생아는 대부분 산도를 통하는 과정에서 처음으로 미생물에 노출된다.
3) 신생아실에서 병원감염률은 1.4%이며 대학병원의 경우엔 1.7%정도이다.
4) 역학적으로 피부와 점막에 정착화 된 미생물이 병원감염의 원인균이며 피부감염, 설사, 호흡기감염, 패혈증이 가장 흔한 병원감염이다.

3. 직원지침

1) 근무 중인 모든 직원은 감염이나 전염성 질환이 없어야 한다.
2) 감염, 원인불명의 종기, 급성 바이러스성 감염, 급성호흡기 질환, 기타 전염성 질환. 질환이 있는 직원은 근무를 하지 않는다.
3) 감염이나 전염성 질환이 있었던 직원은 다시 근무를 하기 전에 검진을

받아야 한다.

4. 복장 지침.

1) 모든 직원은 병원 내 복장 지침에 따라야 한다.
2) 손톱은 짧게 자른다.(손가락 끝에서 14inch보다 짧게)
3) 작업복은 청결해야 하며, 적어도 하루에 한번 근무 시작할 때에 새것으로 갈아 입는다. 만약 작업복에 혈액인 체액이 묻은 경우에 새것으로 갈아 입는다.
4) 머리카락은 청결하고 얼굴을 내려오지 않게 유지하고, 긴 머리는 어깨에 닿지 않도록 규정된 머리핀으로 정리한다.

5. 손 씻기

1) 목적

신생아의 감염을 예방하는데 필수적인 요소인 손 씻기에 대한 지침을 적용하기 위함이다.

2) 지침

(1) 손을 씻는 것은 신생아를 만지는 모든 사람의 의무이다.
(2) 신생아를 다루기 전에 손이나 손목의 모든 장신구를 제거한다.
(3) 신생아 중환자실에 입실하는 직원은 신생아를 만지기 전에 병원규정에 의한 세척용 비누액을 이용하여 팔꿈치 위 5cm까지 3분간 씻어야 한다.
(4) 아기를 다루기 전에 다른 아기를 만졌거나, 기저귀 교환, 장비, 의무기록지 등을 만진 경우에는 세척용 비누액으로 최소한 10초 이상 씻고 흐르는 물에 헹군다.

(5) 신생아를 다루는 동안에 자신의 머리, 코, 입 등의 신체부위를 만지지 않으며, 만약 만졌다면 신생아를 다루기 전에 다시 손을 닦는다.

(6) 모이스쳐 핸드크림이나 로션은 가능한 바르지 않는다.

(7) 환아(특히 감염환아)의 혈액이나 체액이 손이나 손톱사이에 묻었을 경우에는 소독액과 손솔을 사용하여 즉시 씻어낸다.

3) 절차

(1) 소독액이나 비누는 싱크대마다 준비하여 필요시 쉽게 사용할 수 있어야 한다.

(2) 모든 장신구를 제거한다.

(3) 손바닥에 병원에서 규정된 세척용 비누액을 묻힌다.

(4) 손가락 사이사이 손톱 아래를 깨끗이 한다. 필요하다면 솔을 이용 한다.

(5) 모든 신생아와 접촉할 때마다 10~15초간 잘 문지른 후 물로 헹구며 오염된 경우엔 15초 이상 문지른다.

(6) 손, 손목, 팔꿈치 위 5cm까지 3분간 닦는다.

(7) 전체를 흐르는 물에 헹군 후에 타올로 닦는다. 만약 사용하는 수도꼭지가 돌리는 수동식이라면, 손을 닦는 후에 손으로 잠그지 않고 사용한 종이 타올로 수도 꼭지를 덮어 잠근다.

(8) 만약 수도꼭지가 원터치식이라면 팔꿈치를 이용하여 잠근다.

(9) 만약 환아의 혈액이나 체액이 손에 묻거나 손톱아래에 스며들었다면 즉시 손과 세척용 항균액을 이용하여 씻고, 환아의 미생물 검사 결과를 조회하고 상황에 맞게 대처하며, 수간호사나 책임간호사에게 알린다.

4) 주의를 요하는 시술 - 무균술 시행 전, 후 손 씻기를 한다.

(1) 정맥주사 요법

(2) G-tube 삽입 시

(3) 흡인조작 전 후

(4) 외과적 창상 드레싱

(5) PCVC 등 중심정맥관 확보 전 · 후

(6) 신생아의 수유 전 · 후

(7) 기저귀 교환 후

(8) 신생아와 접촉하는 모든 처치 및 시술 전 · 후

6. 린넨

1) 더렵혀지거나 젖은 린넨은 지정된 햄퍼에 모아서 수거한다.
2) 바닥에 떨어진 린넨을 오염된 것으로 간주하고 처리한다.
3) 사용하지 않은 린넨 일지라도 깨끗한 린넨 장에 다시 넣지 않는다.
4) 린넨 교환시에 깨끗한 린넨을 더러운 표면에 놓지 않는다.

7. 전염병 환아 관리

다음 환아들은 격리실에 두어야 한다.

1) RSV에 양성인 환아
2) 전염성 질환을 가진 어머니로부터 태어난 신생아
3) AIDS 감염산모의 신생아 또는 AIDS 양성인 환아, Herpes Zoster, 홍역, 풍진 산모의 신생아, 선천성 풍진감염 신생아, 의심되는 발진이 있는 신생아, 활동성 결핵 신생아, 설사하는 신생아
4) 격리중인 신생아를 담당하는 간호사는 다른 환아를 간호하지 않는다.
5) 격리 신생아의 간호 및 처치에 필요한 물품은 다른 신생아의 것과 구별하여야 한다.

6) 퇴원 시 격리실은 소독제로 소독하고 일반물품은 폐기하며 재활용 물품은 소독 의뢰 한다.

8. 무균술(Aseptic Technique)

1) 상처간호는 'No Touch' 기술을 사용해야 한다.
2) 드레싱 교환 시에는 멸균장갑과 forcep을 사용한다.
3) 흡인이나 기관 간호 시에는 무균술을 사용한다.
4) 정맥관(IV)삽입 시에는 무균술을 사용하고 병원규정에 따른다.

9. 청소 및 정리

1) 전실에는 갈아 입을 덧 까운이 항상 배치되어 있어야 한다.
2) 모든 청소는 먼지가 날리지 않도록 젖은 걸레로 닦는다.
3) 바닥은 3개월에 1회씩 400배로 희석한 락스를 희석해서 바닥에 균이 배양되지 않도록 한다.
4) Oxygen floweter, 보육기, 인공호흡기, 가습기, nebulizer 등의 가습용 물은 멸균증류수를 사용하며, 매일 물을 교환해 준다.
5) Wamer와 보육기는 1일 1회 소독액이 묻은 물걸레로 닦아주고 환자의 이동 시 Wamer는 Virkon으로 닦고 말린 후 소독포를 갈아둔다.

10. 면회객 제한 및 면회안내 사항

1) 면회시간 이외의 면회는 금한다.
2) 아이들은 데려오지 못하도록 한다.

3) 부모님을 제외하고는 가급적인 면회객의 신생아 중환자실의 입실은 금한다.

2 :: 물품, 장비소독

1. 물품, 장비 관리

1) 인공호흡기를 사용 후 Circuit는 모두 분해하여 Cleaning 후 E.O GAS 소독한다.
2) 만 72시간마다 Circuit을 교체한다.(각 부속품 소독법은 제품 설명서에 준한다.)
3) 환아간 사용 시 반드시 소독된 Circuit의 사용과 함께 본체도 소독수로 닦아낸다.
4) Suction cath는 일회용으로 사용한다.
5) Ambu bag은 환아 간 사용 시 반드시 소독된 것으로 사용하며 사용하던 것을 다른 환아에게 사용해서는 안 된다.(E.O GAS 소독)
6) 산소 요법 시 사용되는 재료도 매 환아 마다 소독된 것으로 사용한다.
7) 가습기는 매일 깨끗이 씻고, 물을 넣을 때마다 내용물을 버리고 다시 넣는다.

2. Ventilator 소독법

1) 인공호흡기는 깨끗하게 닦아서 큰 비닐로 덮어서 보관한다.
2) 인공호흡기 set는 희석된 버콘에 담갔다가 물기를 뺀 후에 비닐에 담

아서 중앙 공급실로 보내 소독하도록 한다.

3) 열선은 물이 닿지 않도록 하여 중앙공급실에 보낸다.

3. Incubator, Warmer, 아기 침대 사용 및 소독

1) 날마다 소독수(물로 희석된 테고)을 이용하여 더러워진 부분을 청소를 한다.
2) 보육기내의 물은 하루에 한 번씩 증류수로 교환하도록 하고 구형 보육기의 증류수 넣는 곳은 최소한 이틀에 한 번은 청소 해 주도록 한다.
3) 최소한 이틀에 한 번은 보육기를 분리하여 속까지 청결하게 청소한다.
4) 보육기의 filter와 patch는 한 달에 한 번씩 교환한다.
5) 교환하여 나온 보육기는 청소한 후에 소독하기 위해서 하루정도 높은 온도에서 살균시킨다.
6) 아기 침대의 경우 일주일에 한번(금요일 오후)씩 소독수를 이용하여 청소하고 교환한다.

4. 각종 Line 교환 시기

내용	교환 시기
C-line dressing	2일
C-line flushing	Daily
CVP line	2일/4일
A-Line Dressing	2일

A-Line pressure monitoring kit	4일(CDC Guide line 기준)
IV cannular	3일/skin 상태에 따라
IV 수액 set	2일
IV bottle	1일/용량 변경 시
Extention tube	2일(ICU는 상황에 따라 2일도 가능)
3-Way	2일(ICU는 상황에 따라 2일도 가능)
G-tube	4일
E-Tube 교환	14일(3-21 Tracheostomy를 고려해야 한다.
각종 산소 마스크	매 Duty 마다 확인하고 필요한 경우 cleansing 또는 새것으로 교환
T-cannular	7일
Ventilator line filter	3일
Ventilator Circuit(1회용)	7일
Ventilator 가습기 증류수	매 Duty 마다 확인하여 보충 시 새물로 교환 가습기 물이 적정수준보다 부족할 때
O2 Flowmeter	물이 적정수준보다 부족할 때 증류수로 갈아 주도록 한다(24시간).
Suction bottle	교환 : 매 환자 교체할 때/ 필요시 세척 : 매 Day Duty 마다 내용물은 버리고 소독액으로 닦는다.
Suction line(PVC)	매일 오후에 교환
Suction set	매 Duty(8hr)마다 교환
Foley cath(silastic)	2주

Urine bag	Foley cath 교환 시(필요시 : bag 이상 시)
린넨	Daily/필요시(더러울 때)

CHAPTER 12

투약간호

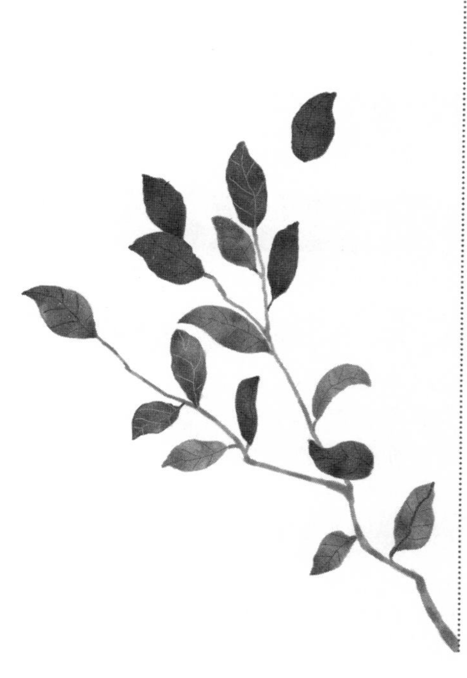

■ Chapter 12 | 투약간호

1 :: 투약관리

1. 응급약물

1) 응급약품은 적정 수량만큼 Emgergency Cart의 약품 칸에 보관한다.
2) 매년 4회 이상 비치약품의 교체시기에 맞추어 점검 후 교체한다.
3) 정기 점검은 1일과 15일, CPCR시 사용 후 수량과 유효기간 을 확인하고 점검한다.
4) 새로 Stock이 요구되거나 사용이 중단된 약품은 수간호사가 반납 혹은 청구하여 응급 처치에 적절히 대처하도록 한다.

〈표 12-1 응급약물〉

품 목	수 량
Adenosine (7ADENO 6mg)	2
Atropine (7AT 0.5mg)	5
Calcium gluconate (7CALGU 20ml)	5
Digoxin (7DIGO 0.25mg)	5
Epinephrine(7EPI 1mg)	5
Sodium bicarbonate(8.4%)20ml	5
Verapamil(7VERA 5mg)	2

2. 고주의 약품

1) 마약류

(1) 마약류의 처방에 의한 정확한 투약 확인과 오용 및 남용을 예방하는 것을 목적으로 함

(2) 약제부와 마취과에서 보관중인 마약은 다른 약품과 구분하여 이중으로 잠금 장치가 되어 있음 이동이 불가능한 철제금고에 보관하고, 철저한 보관 및 관리를 함

(3) 향정신성의약품은 다른 약품과 구분하여 잠금장치가 설치된 장소에 보관한다.

(4) 마약류는 매일 사용량과 반납량을 확인하여 실재고량을 확인한다.

2) 임상시험용 의약품

임상시험용 의약품의 연구계획서에 명시된 관련자 외에는 접근이 제한되는 잠금장치가 있는 장소에 다른 약들과 분리하여 별도 보관한다.

3) 혼동하기 쉬운 의약품

유사외관 약품(look-alike)

유사발음 약품(sound-alike)

유사약품코드

3. 헤파린 관리

1) 헤파린 종류

약품명	Heparin sodium		
코드	7HPR	농도	5,000IU/ML
규격	25,000IU/5ML	제형	vial
비고	청구성	라벨색	노란색

2) 보관방법

(1) 헤파린은 일반의약품과 구분하여 보관하며, "고위험군 의약품" 라벨을 부착한다.

(2) 미 개봉한 헤파린은 실온 보관한다. 개봉된 헤파린은 개봉 일자를 기재하여 보관하며, 보존제를 함유 하므로 실온에서 24시간, 냉장 보관 시 4일간 사용할 수 있다.

투약 오류를 최소화하기 위해 인슐린 및 기타 냉장 보관 주사제와 구별하여 분리 보관한다.

(3) 권장 희석농도와 희석방법

사용부서	사용목적	표준 희석액	희석농도
NICU	A-line 유지	헤파린 500units (0.1 ml) /NS 500ml	1 units/ml
약제부 (무균주사 조제실)	TPN 조제시	헤파린 500units (1 ml) /D5W 50ml	100 units/ml

3) 투여 시 주의사항

(1) 지속적인 정맥 주입 시 infusion pump를 이용한다.

(2) 투약 전 aPTT결과를 확인한다.

(3) 해당 환자의 출혈 징후 발생 가능성을 교육 후 관찰한다.

(4) 처방에 따라 혈소판, aPTT를 모니터링 하여 응고시간이 치료 범위 이상 길어지 거나 출혈이 있으면 처방에 따라 투여를 중단한다.

(5) 과량 투여로 인한 부작용(혈변, 혈뇨 등의 출혈징후 발생, 활력징후 이상 등) 발생 시 해독제(Protamine sulfate) 사용을 고려한다.

(6) 동통, 자극, 혈종의 위험이 있으므로 근육주사는 피한다.

4) 과량 투여 시 처치

(1) 해독제인 황상프로타민(50mg/5ml)을 헤파린 1000units 당 1~1.5ml(10~15mg)을 투여 한다.

(2) 1회 5ml(50mg) 미만을 5% 포도당 용액 또는 생리식염 용액 100-200ml에 희석하여 10분 이상 천천히 정맥투여 한다.

4. TPN 관리

1) 목적

TPN(Total Parentaral Nutrition Solution)이란 경구로 영양섭취가 불가능하나 불충분한 환자에게 정맥을 통하여 필요한 영양을 공급하는 것을 말한다.

2) 적용범위

성인용 TPN 2가지 TYPE(7IVH-A, 7IVH-B)과 소아와 신생아용 TPN 6가지 TYPE(7NTPN-AM 7NTPN-B, 7NTPN-C, 7NTPN-D, 7NTPN-V, 7TPNN-S)에 적용한다.

3) 절차

(1) 각 병동에서 의사가 처방을 전산에 입력하고 PM 2:00까지 입력된 처방에 한해 조제해 준다.

(2) 담당약사는 TPN 처방전을 출력하여 검토한 후 라벨을 출력한다.

(3) 처방전을 집계하여 혼합에 필요한 수량만큼 약을 준비한다.

(4) 혼합에 필요한 약, 수액, 주사기, 기타물품을 alcohol로 닦은 후 무균조제대에 넣는다.

(5) 무균조제에 필요한 복장을 갖추고 무균조제대 내에서 무균조작법에 의해서 TPN을 조제한다.

(6) 조제가 끝나면 이물검사를 하고 확인 후 병동 약장으로 불출한다.

〈표 12-2 TPN Formualr(소아용)〉 (단위:ml)

약품명 / 처방	7NTPN-A	7NTPN-B	7NTPN-C	7NTPN-D
	DW7.5% A.A.0.5%	DW10% A.A.1.0%	DW12% A.A.1.5%	DW12% A,A,2%
DW5%	150	0	0	0
DW10%	300	300	100	0
DW20%	0	100	250	300
6% AMINOP	50	100	150	200
FURTMAN	0.1	0.1	0.1	0.1
PHOSTEN	5	5	5	5
HEPARIN	0.1	0.1	0.1	0.1
FACICROL	10	10	10	10
CALGU	20	20	20	20
MVI	2.5	2.5	2.5	2.5
NA(meq)	17.5	17.5	17.5	17.5
K(meq)	15	15	15	15
Cl(meq)	17.5	17.5	17.5	17.5
Acetate(meq)	16.25	17.75	19.25	20.75
Phosphate(mmol)	5	5	5	5
Mg(meq)	2.5	2.5	2.5	2.5
Ca(meq)	11.54	11.54	11.54	11.54
Zn(mg)	0.5	0.5	0.5	0.5
Cu(mg)	0.1	0.1	0.1	0.1
Mn(mcg)	50	50	50	50
Cr(mcg)	1	1	1	1
Total Volume(ml)	530+qs	530+qs	530+qs	530+qs

Total Calories	156.375	216.5	267	279
Total protein(g)	3	6	9	12

2 :: 항생제

약명	Amikin
용법 및 용량	2~3 회 분할 투여, IV는 Syringe pump로 30분 이상 주입
적응증	Aminoglycoside 계에 내성이 있는 Gram음성균에 제한적으로 쓰임
비고	신기능사정하면서 사용
약명	Fungizone
용법 및 용량	0.5-1mg/Kg q24hrIV 2-6시간 이상에 걸쳐줌
적응증	전신적 진균 감염과 심한 표재성 진균 감염의 치료
약명	Cefazoline
용법 및 용량	25mg/Kg/dose IV slow push, q12hr
적응증	수술 전후 감염 예방용과 감수성 있는 균주로 인한 요로감염과 연부조직 감염에 제한적으로 투여
비고	정맥염과 호산구증가가 발생할 수 있음
약명	Cefotaxime
용법 및 용량	50mg/Kg/dose IV, 2~3회/day
적응증	E-coli, Pseudomonas와 같은 감수성 있는 그람음성균주로 인한 뇌수막염이나 패혈증의 치료

약명	Gentamicin
용법 및 용량	첫 주 이후 4mg/K
적응증	호기성 그람음성 bacilli에 대한 치료
비고	일시적 가역적 신세뇨관 기능장애로 인해 소변으로 무기질 소실 증가, 전정 신경과 이 신경 독성 발생
약명	Vancomycin
용법 및 용량	뇌수막염 : 15mg/Kg/dose 균혈증 : 10mg/Kg/dose IV over 60min
적응증	glycopeptide계 항생제로 staphylococci, pneumococci 감염증에 사용
약명	Meropen
용법 및 용량	패혈증20mg/Kg/dose, q12hr 30min이상 IV 뇌수막염, Pseudomonas감염 -40mg/Kg/dose,q8hr 30min이상 IV
적응증	다른 항생제 내성이 있는 그람 음성균
약명	Sulbacillin
용법 및 용량	150mg/Kg/day 뇌수막염 : 200mg/Kg/day
적응증	E-coli등 그람양성균에 작용
약명	Prepenem
용법 및 용량	0~25mg/Kg/doseq12hr 30min이상 IV
적응증	다른 항생제에 내성이 있는 박테리아에 의한 Non-CNS감염 치료에만 제한적 투여

약명	Flagyl
용법 및 용량	loading – 15mg/Kg, IV over 60min
적응증	페니실린에 내성이 있는 기타 혐기성 세균에 의한 뇌수막염, 심내막염, 뇌실염의 치료, 심한 복부 내감염의 치료

3 :: 중추 신경계 약물

약명	Fentanyl
용법 및 용량	1~4ug/Kg/dose IV로 천천히 투여 지속정맥 주입 시 1~5ug/Kg/hr
적응증	진정, 진통, 마취
비고	호흡과 심혈관계 상태 관찰 복부팽만, 장음 감소, 근육 경직상태 관찰 Naloxone은 부작용에 사용
약명	Midazolam
용법 및 용량	0.05~0.15mg/Kg, IV over 5min. 필요 시 2~4시간 간격으로 반복투여(보통 0.1mg/Kg)
적응증	진정/수면, 마취 유도, 불응성 경련에 사용
비고	호흡억제, 저혈압 발생 지속적정맥주입이나 빠른 bolus투여 시 경련과 유사한 간대성근경련 발생

약명	Morphine
용법 및 용량	마취, 진정, 진통
적응증	0.05~0.2mg/Kg/dose, IV over 5min (필요시 4시간 간격반복)
약명	**Naloxone**
용법 및 용량	0.1mg/Kg, IV push
적응증	마약의길항제, 마약으로 인한호흡 및 중추신경계 억제 시 일반적인 소생 효과를 위해 보조적으로 사용
약명	**Phenobarbital**
용법 및 용량	20mg/Kg, 10~15분 동안 천천히 IV. 경련조절이 안되면 15~30분 후에 투여 시작
적응증	항 경련제
약명	**Phenytoin**
용법 및 용량	15~20mg/Kg, IV over 30min 유지용량 - 4~8mg/Kg, 24시간마다 IV. 생후7일이후최대8mg/Kg/dose q8~12hr
적응증	항 경련제 Phenobarbital로 경련이 진정되지 않은 경우
비고	침전물이 생길 수 있기 때문에 central line으로투여 금지 포도당 용액과 mix금지

4 :: 심혈관계 약물

약명	Atropine
용법 및 용량	0.01~0.03mg/Kg/dose, IV over 1 min 10~15분 간격 반복 투여
적응증	심각한 sinusbradycardia에 사용
비고	빈맥,fever, 장운동 저하 발생
약명	Dobutamine
용법 및 용량	2~25ug/Kg/min, IV 지속 주입
적응증	심근 기능 장애와 관련된 저 관류성 쇼크와 저혈압의 치료
비고	고용량에서 빈맥 유발 부정맥,고혈압, 피부 혈관확장,심근의 요구량 증가
약명	Dopamine
용법 및 용량	2~20ug/Kg/min, IV 지속 주입
적응증	저혈압의 치료
비고	개봉한 약은 냉장보관 시 24시간 내에 사용
약명	Epinephrine
용법 및 용량	0.1mg/Kg (1 : 10000) IV or E-T투여 (ET로 주입 시 곧바로 N/S1cc를 투여)
적응증	강심제, 혈관수축제로 심한 서맥, 저혈압, 심폐소생술시 사용
주의	1:10000으로희석해서사용, 차광 보관

약명	Hydralazine
용법 및 용량	0.1~0.5mg/Kg/dose q6~8hr로 IV 시작 (최대 2mg/Kg/dose)
적응증	혈관 확장에 의한 경도에서 중등도의 신생아 고혈압 치료
비고	대변 잠혈반응, 장기 사용 시 주기적인 CBC측정 필요
약명	Indocin
용법 및 용량	PDA 막기 위해 12시간 간격으로 3회 투여 시간에시작. 0.1mg/Kg 24시간마다 3회 투여
적응증	Closure of PDA, IVH 예방

5 :: 호흡기계 약물

약명	Aminophylline
용법 및 용량	8mg/Kg IV over 30min
적응증	신생아 무호흡의 치료,기관지확장제,호흡기능 호전
비고	빈맥발생가능 (심박수가 180회/min이상시 다음 주입은 보류)
약명	Dexamethasone
용법 및 용량	0.25mg/Kg/dose, 12시간마다 IV
적응증	Extubation 용이, 폐기능 호전
비고	투여 초기고혈당 발생, 고혈압 흔하게 발생 하므로 관찰필요

약명	Synagis
용법 및 용량	15mg/Kg/dose, 대퇴전측부에 IM / RSV 유행시기에 매30일마다 5회까지 투여가능 (9월~10월)
적응증	고위험아에서 RSV에 의한 중증하부호흡기 감염의 예방 (생후 24개월 미만으로 RSV계절 시작 전 6개월 이내에BPD 치료가 필요했던 미숙아)
비고	흔들지 않으며 희석 후 약 20분 후에 사용
약명	Surfactant
용법 및 용량	Newfactan-1Ⓥ120mg을 N/S 4ccmix,120mg/Kg 투여 Curosurf-1Ⓥ120mg에 1.5cc 120mg/Kg 투여
적응증	29주미만 미숙아의 RSV 예방 및 중등도이상의 RSV치료 만삭아에서 태변 흡인 증후군 폐렴 및 지속성 폐동맥고혈압증으로 인한호흡부전의 치료
비고	혼합액은 체온정도로 가온하여 사용, 흔들지 않는다.
약명	Mucopect
용법 및 용량	1.2~1.6mg/Kg/day q8~12hr
적응증	진해거담제로 기관지 분비물 양을 증가시키고 점도를 감소시킴
약명	Pulmicort
용법 및 용량	200~400ug/회 12시간 마다흡입
적응증	천식, 알레르기성비염의 치료, 항 염증제
비고	구강 칸디다증이 나타날 수 있어 흡입 후 물로 입안을 헹군다.

약명	Ventolin
용법 및 용량	0.01~0.05cc/Kgq4~6hr/0.5% 흡입액 0.5cc를 1~2.5 cc N/S에 희석하여 투여. 보통 N/S로 4배 희석하여 Nebulizer로 10간 흡입
적응증	기관지 확장제
약명	Mucomyst
용법 및 용량	0.1cc/Kg/dose, 2~3회/일
적응증	점액용해제
약명	Atrovent
용법 및 용량	25ug/Kg/dose, q8hr
적응증	기관지 확장제
비고	구강건조, 두통, 현기증, 요정체 발생

6 :: 고위험 약물

약명	Heparin
용법 및 용량	중심정맥도관의 개방성 유지 수액에 0.5~1units/mL로 혼합 혈전치료 : 75units/Kg IV bolus 이후 28units/Kg/hr로 IV
적응증	중심정맥 도관의 개방성 유지, 신정맥 혈전증의 치료
비고	출혈에 대비하여 응급사용이 가능하도록 protamine sulfate를 가까운 곳에 보관

약명	Insulin
용법 및 용량	정맥주입 0.01~0.1units/Kg/hrRI만 정맥내 주입 가능/ 간헐적 용량0.1~0.2units/Kgq6~12hr SC
적응증	지속적인 당내성을 보이는 VLBW환자의 고혈당 치료, 고칼륨혈증의 보조적 치료
약명	Kcl
용법 및 용량	경구 : 0.5~1mEq/Kg/d를 분할하여 우유에 타서 투여하고 소량씩 자주 투여 저칼륨 혈증의응급처치 0.5~1mEq/Kg IV over 1hr
적응증	저칼륨혈증 치료 및 칼륨보충
비고	정맥, 특히 중심정맥을 통해 주입 시 심전도 monitor는 필수투여 전에 반드시 희석해서 사용
약명	Nacl
용법 및 용량	3~5mEq/Kg/d(간혹 저체중 출생아 미숙아는 8~10mEq/Kg/d까지도 필요)
적응증	저나트륨혈증 치료 및 나트륨 보충
약명	Calcium
용법 및 용량	증상 있는 저 칼슘혈증의 급성치료 : 1~2cc(100~200mg) Kg/dose 5%DW N/s에 희석하여 10~30분간 천천히 정맥주사 유지량 : 2~8cc(200~800mg)/Kg/day 4회 나누어 PO 혹은 연속 정맥주입
적응증	저칼슘혈증의 예방과 치료
비고	동맥으로 투여 금지, 서맥 여부 관찰. Bivon과 혼합시 탄산염을 형성하여 침전을 일으키므로 동시에 투여 하지 않는다.

약명	MgSO4
용법 및 용량	0.4~0.5mEq/Kg/day
적응증	경련, 자간, 전해질 보급, 세포표면에 있는 칼슘 이온과 결합하여 중추신경계통을 마비시킴으로서 진통, 진정, 마취효과
비고	대량 투여 시 중독을 일으켜 열감, 갈증, 저혈압, 심박동수 억제, 호흡억제발생. 해독은 칼슘제를 IV함

7 :: 경구약(Oral drug)

약명	Lasix
용법 및 용량	1~4mg/Kg/dose1일1~2회
적응증	이뇨제로 고혈압 부종치료
비고	간질환, 신질환 환자한테 주의 사용
약명	Aldacton
용법 및 용량	1~3mg/Kg/day
적응증	이뇨제
약명	Aspirin protect
용법 및 용량	통증, 염증, 발열 시 10~15mg/Kg/dose, 4~6시간마다 항응고제 3~5mg/Kg/day
적응증	해열, 진통, 소염제 Prothrombin합성 및 혈소판응집 억제작용

약명	Atock syrup
용법 및 용량	2ug/Kg/dose, 12시간마다
적응증	진해거담제로 기관지 확장, 항알러지 작용
약명	Banan dry syr
용법 및 용량	10mg/Kg/day,2회분할
적응증	3세대 cephalosporin 항균제, 피하농양, 인후두염, 급성기관지염, 폐렴, 신우신염, 중이염
약명	Theoclear dry syr
용법 및 용량	4mg/Kg/day, 2회/일
적응증	기관지확장제, 기도폐쇄성장애에 의한 호흡곤란 등 여러 증상 완화
약명	Diflucan
용법 및 용량	6~12mg/Kg/day1회/일
적응증	항진균제, 칸디다증 치료
비고	구역, 설사, 복통, 두통 발생
약명	Prospan
용법 및 용량	1cc/Kg/day
적응증	기침을 동반한 호흡기의 급성 염증치료
약명	Poscal
용법 및 용량	0.25ug 1일 1~2회 분할
적응증	미숙아 골감소증, 대사성 골질환 예방 및 치료
비고	흡수는위장관에서 거의 100흡수 되고 지용성 높음

약명	Peniramin
용법 및 용량	1mg/회, 4~6시간 마다
적응증	혈관운동성 비염, 알리지성 비염등 치료, 항히스타민제
약명	Domperidone granule
용법 및 용량	0.2~0.4mg/Kg/day4회 분할 1일총 투여량 30mg 넘지 않도록 함
적응증	구역, 구토, 식역부진, 복부팽만, 상복부 불쾌감 등에 사용
약명	Lacteol granule
용법 및 용량	1g # 4 (수유 시 동시 투여)
적응증	급성설사, 대장염, 기능적 결장 질환에 의한 설사치료
약명	Pocral syr
용법 및 용량	0.5cc/Kg/dose G-tube통해 주입
적응증	단기간 진정, 최면
약명	Lanstan
용법 및 용량	0.7~1.7mg/Kg/dose 1일 1회
적응증	소화성궤양·용제로위궤양, 십이지장궤양, 역류성 식도염
약명	smecta
용법 및 용량	0.5cc/Kg/dose, 3회/1일
적응증	식도, 위, 십이지장과 장관질환에 관련된 통증증상, 급 만성 설사
비고	흡착성이 있으므로 타제제와 병용시시간 간격을 둬야함

약명	Alvityl syrup
용법 및 용량	1cc # 2
적응증	미숙아 등 성장에 필요한 여러 비타민 성분 적량 공급
약명	Folic acid
용법 및 용량	0.05mg # 1
적응증	엽산 결핍증의 예방 및 치료
약명	훼럼키드
용법 및 용량	2~4mg/Kg/day 1~2회분할 PO1cc=50mg=20방울 1방울 =2.5mg = 0.05cc
적응증	빈혈의 예방과 치료를 위한 철분 보충
약명	Erythro cap
용법 및 용량	2.5mg/Kg/dose q 6hr 10mg/Kg/dose, q 6hr for 2days 4mg/Kg/dosePO q 6hr for 5days
적응증	Chlamydia, Mycoplasma Ureaplasma감염의 치료 feeding intolerance시에 prokinetic agent로 사용

8 :: 기타약물

약명	Albumin
용법 및 용량	0.5~1g/Kg/dose, IV over 60min/Shock인 경우 10~20min

적응증	혈액 제제류로 저알부민혈증, 출혈성 Shock Hypovolemia
비고	25% Albumin은 미숙아에서 IVH 위험성을 높여금기, 5%Albumin 사용
약명	Corticap
용법 및 용량	0.25~0.35mg/Kg/day 1회 hypotension 치료 1mg/Kg/dose q8~12hr
적응증	cortisol 결핍 치료 지속적인 저혈당증의 보조치료
비고	10mg/Kg/day 1일 2회 IV
약명	IV globulin(IVIG)
용법 및 용량	500~750mg/Kg/dose over IV 2~6hr 신생아 동종면역성 혈소판 감소증 400mg/Kg/dose~1g/Kg/dose
적응증	전격성 신생아 패혈증의 보조치료, 용혈성 황달, 신생아 동종면역성 혈소판 감소증
비고	대부분 single dose를 사용하나 24시간 간격으로 추가투여 가능
약명	Sodium Bicarbonate (Bivon)
용법 및 용량	HCO3 x 0.15 x 체중
적응증	대사성 산증 교정
비고	사용증류수와 반드시 1:1 mix하여 정맥 내주입, 칼슘과 혼합 시 탄산염을형성하여 침전을 일으키므로 동시에 투여 하지 않는다.
약명	Vitamin K1

용법 및 용량	0.5~1mgIM 32주 미만 미숙아 : Bwt <1000 0.3mg/Kg IM / Bwt >1000 0.5mg/Kg IM
적응증	신생아 용혈성 질환의 예방 및 치료
비고	VitaminK1를IV로 줄 경우에는 매우 천천히 주입하며 1mg/min이 초과 되지 않게 투여한다.
약명	Lasix
용법 및 용량	초기용량 : 1mg/Kg IV 최대용량 : 2mg/Kg/dose IV 초기 미숙아는 24시간 마다 만삭아는 12시간 마다 투여 장기간 사용 시 격일 투여 가능
적응증	이뇨제로서 폐기능 향상
약명	Curan
용법 및 용량	만삭아 : 1.5mg/Kg/doseq8hr 미숙아 : 0.5mg/Kg/ q12hr IV
적응증	위산 및 펩신 분비 억제제, 소화성궤양, 위장출혈 예방 및 치료

CHAPTER 13

영양관리

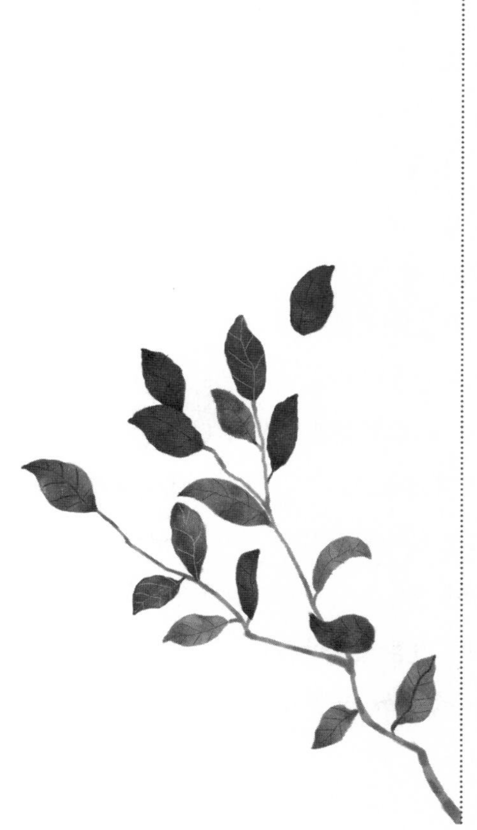

1. 경구영양
2. 비 경구영양

■ Chapter 13 | 영양관리

1 :: 경구 영양

1. 모유수유

1) 목적

신생아의 정상적인 성장과 발달을 유지하기 위함이다.

2) 관련 정보

(1) 초유에는 단백질이 풍부하고 면역항체가 많이 들어 있어 아기를 질병으로 부터 보호한다.

(2) 다량의 유당이 들어 있어 비피더스균의 번식을 촉진시켜서 장내병원균이나잡균류와의 번식을 억제한다.

(3) 편리하고 경제적이며 소화흡수력이 좋다.

(4) 산모와 아기사이의 정서 관계 형성에 도움이 된다.

(5) 아기가 빠는 자극에 의해 산모의 옥시토신 분비가 촉진되어 자궁퇴축이 잘되고 산후 조기 회복에 도움이 된다.

(6) 젖을 먹이는 동안 배란이 정지되어 자연 피임이 된다.

(7) 인공영양아에 비해 알레르기성 질환이 적다.

(8) 젖이 잘 나오게 하려면 충분한 영양 섭취, 안정, 충분한 휴식, 마사지가 필요하다.

3) 기대 결과

(1) 아기가 만족한 표정이다.

(2) 아기가 잠을 잘 자고, 피부 색깔이 좋으며, 근육의 탄력성이 좋다.

(3) 정상적인 체중증가가 있다.(생후 6개월까지:1주에 150-160gm 증가)

4) 절차

(1) 직접 모유를 먹이는 경우

(2) 비누와 수건을 준비한다.

(3) 비누와 물로 손을 깨끗이 씻는다.

(4) 깨끗한 물과 수건으로 유두와 유륜을 닦는다.

(5) 기저귀를 갈아준다.

(6) 손을 다시 깨끗이 씻는다.

(7) 아기의 목과 머리를 지지하고 앉는다.

(8) 유두 부분의 검은 부분(유륜)까지 깊게 물려주고 유방이 아기의 코를 막지 않도록 손가락으로 누르고 빨기 쉽게 해준다.

(9) 양쪽을 번갈아 먹인 후 꼭 트림을 시키도록 한다.

(10) 수유를 시작하는 유방을 매번 바꾸도록 한다.
처음 수유하는 쪽 유방이 더 잘 비워져서 젖이 더 돌기 때문이다. 오른쪽 유방부터 수유를 했으면 다음번에는 왼쪽유방부터 수유를 한다.

(11) 아기가 먹고 남은 젖을 짜버려서 젖이 다시 돌도록 한다.

5) 짜놓은 모유로 포유수유 하는 경우

(1) 냉동된 모유를 중탕기에 데워서 먹인다.

(2) 전자렌지에 직접 덮히지 않으며, 데웠던 모유는 다시 보관할 수 없다.

(3) 젖안의 작은 지방이 분리될 수 있으므로, 흔들어서 잘 혼합시켜 먹인다.

2. 포유수유(Bottle Feeding)

1) 목적

포유수유를 하는 아기에게 적절한 영양공급을 한다.

2) 관련정보

(1) 적응증

① 문제가 없는 정상 신생아

② 엄마에게 문제가 있어 모유수유를 할 수 없는 신생아

③ 크고 활발한 미숙아

④ 재태기간 32-36주 이거나 저 출생 체중아에게서 튜브수유와 병행

(2) 포유수유 시 선행조건

① 호흡수 60회/분 이하의 정상 호흡수

② 산소요구도(FiO2) 40% 이하

③ 장음 청진

④ 일반적으로 재태 기간 34주 혹은 체중이 1.6kg 이상일 때 포유수유가 가능하다.

⑤ 호흡곤란 증상이 있을 때 포유수유가 시작되면 흡입이나 괴사성 장염의 증상이 있을 수 있다.

3) 기대 결과

정상적인 체중증가가 있고 아기가 만족한 표정이며, 흡인 증상이 없다.

4) 준비 물품

(1) 모유나 우유가 담겨있는 젖병과 젖꼭지

(2) 비누와 수건

(3) 턱받이

5) 절차

(1) 물품을 준비한다.

(2) 손을 비누와 물로 깨끗이 씻는다.

(3) 우유의 온도나 우유가 흐르는 속도를 점검하기 위해 시행자의 팔 안쪽에 우유를 몇 방울 떨어뜨려 본다.

(4) 손을 다시 씻은 후 아기를 모유수유 할 때와 같이 편안하게 안고 턱받이를 대준다.

(5) 우유병을 수평한 곳에 놓고 우유량을 확인한다.

(6) 아기의 입주위에 우유를 한 두 방울 떨어뜨려서 오심을 예방하고 입을 벌리게 하여 젖꼭지를 아기의 입안에 완전히 넣고 병 속의 공기가 들어가지 않도록 젖병을 기울인다.

(7) 수유시키는 사람을 편안한 의자에 앉아서 안정된 기분으로 아기에게 주위를 집중시키고 정성들여 사랑으로 아기를 보살펴야 한다.

(8) 먹이는 중간이나 후에 아기를 곧게 안고 얼굴을 바라보면서 등을 문지르거나 가볍게 두드려 트림을 시킨다.

(9) 먹인 후 아기의 입 주위, 목들 젖은 부위를 깨끗이 닦고 오른쪽으로 눕히거나 엎드려 눕힌다. 이때 약간의 움직임에도 먹은 우유를 역류 시킬 수 있으므로 천천히 부드럽게 다룬다.

6) 조유법과 우유병세척

(1) 조유법 : 물 20cc에 분유 한 스푼씩 넣고 잘 흔든다.

(2) 우유병 세척 : 젖병란에 있는 찌꺼기를 잘 제거하여 깨끗하게 씻는다.

(3) 우유병 소독 및 관리법

중앙공급실로 보내어 소독한 후 불결 되지 않게 glove를 끼고 소독통에서 꺼내어 냉장고에 보관한다.

3. 위내도관 삽입(Gavage Tube Insertion)

1) 목적

위장계의 사정과 위강 내압 감소, 위 내용물 검사, 위세척, 위장출혈 사정과 치료, 투약, 전해질과 영양을 공급하기 위함이다.

2) 관련 정보

(1) 삽입하는 동안 미주신경을 자극하여 서맥이 올 수 있으므로 삽입 전/후에 심첨맥을 사정한다.

(2) 환아가 코로 숨 쉬고 있는 경우 튜브로 인해 호흡 통로를 부분적으로 막게 될 때에는 구강-위관 영양을 하는 것이 좋다.

(3) 위 또는 식도 수술 후 비위관(nasogastric)튜브를 가지고 있을 때에는 의사가 제거하거나 재고정할 수 있다.
만약 튜브가 빠졌다면 다시 삽입하지 않고 의사에게 알린다.

(4) 수유 튜브는 5-8 Fr를 사용한다.

3) 기대 결과 : 튜브가 완전하고 정확하게 위내로 삽입 된다.

4) 준비 물품

(1) 적당한 크기의 수유튜브

(2) 반창고

(3) 증류수

(4) 10-20cc 주사기

(5) 1회용 장갑, 청진기, 곡반

(6) 달래는 젖꼭지(Pacifier)

5) 절차

(1) 필요 물품을 준비한다.

(2) 손을 씻고 장갑을 낀다.

(3) 수유 튜브를 이용해서 튜브 삽입할 길이를 측정하여 표시해 둔다.

① 코 - 귀 - 검상돌기

② 양미간 - 배꼽

(4) 튜브끝을 멸균증류수에 담가서 부드럽게 한 뒤, 구강이나 비강을 통해서 삽입하고, 서서히 튜브에 표시해 놓은 곳이 아기의 입이나 코에 닿을 때까지 밀어 넣는다.

(5) 수유 튜브에 주사기를 연결하여 위 내용물을 연결해 보고, 특별한 경우가 아니면 다시 넣어준다. 흡인액의 양, 색깔, 농도를 기록한다.

(6) 만약 흡인되는 것이 없으면 0.5-1.0cc의 공기를 부드럽게 수유 튜브로 밀어 넣어 공기가 들어가는 소리를 상복부에서 청진하여 확인한다.

(7) 튜브를 반창고로 고정한다.

(8) 만일 튜브가 72시간이상 계속 고정되어 있다면 72시간마다 교환하고 교환일을 기록한다.

4. 간헐적인 튜브 수유(Gavage Feeding)

1) 목적

(1) 빠는데 많은 에너지를 소비하여 잘 자라지 못하는 미숙아

(2) Sucking과 Swallowing의 조화를 잘 이루지 못하는 신생아에게 중력에 의한 방법으로 수유를 하기 위해 삽입한다.

(3) 튜브 수유를 통해서 아기에게 적절한 영양을 공급하기 위함이다.

2) 절차

(1) 매 수유하기 전에 튜브를 흡인하여 정확한 위치와 잔여량을 체크한다.

① 잔여량이 많은 경우 전해질과 영양분 손실을 막기 위하여 버리지 말고 잔여량을 재확인 하면서 계획된 수유량에서 잔여량을 뺀 만큼만 수유한다.

② 잔여량이 준 우유의 15~20% 이상일 경우 감량 시켜 먹이거나 금식시키고 위장관계에 문제점이 있는지 확인한다.

(2) 영양 공급 시 아기의 자세는 앙와위나 경미한 측위로 하고 머리와 가슴을 약간 신전 시킨다.

(3) 카테터 끝에 피스톤을 뺀 주사기를 부착하고 정한 양의 우유를 붓는다.

(4) 주사기를 아기 머리에서 15~20cm 높혀 든 채 중력을 이용하여 천천히 흘러 들어 가게 한다.

① 너무 빨리 주입하면 연동운동을 억제하고 복부팽만과 역류를 가져온다. 보통 같은 양을 젖꼭지로 먹일 때(15~20분)와 같은 시간이 소요되도록 함.

② 아기상태에 따라 수유동안 안아 줄 수 있고, 노리개 젖꼭지를 빨도록 함.

(5) 수유 동안 구토, 서맥, 무호흡 등의 부적응 증상이 나타나는지 관찰한다.

(6) 수유를 마치면 맑은 물 혹은 공기를 통과시켜 카테터를 헹군다.

수유를 반복하기 위해 카테터를 유치해 두는 경우는 구멍을 막아 안전하게 고정.

(7) 아기를 트림시킨 다음 1시간 동안 머리를 30도 정도 높혀 오른쪽이나 복위로 눕혀둔다.

(8) 수유 후 서맥, 무호흡, 구토, 복부팽만, 활동 상태를 관찰한다.

(9) 수유시간 및 양, 남아 있거나 토한 양, 수유 전, 중, 후의 활동 등을 정확히 기록한다.

5. 간호 및 기록

1) 실시 전

(1) 카테터의 삽입 길이와 고정 상황

(2) 잔유량의 농도, 색상, 양, 소화정도 확인

2) 실시 중

(1) 정해진 주입속도로 주입하고 있는지 확인

(2) 아기의 손가락 등에 카테터가 걸려있지 않는지 확인

(3) 위부가 팽만 되어 호흡이 억제 되어 있는지 확인

3) 실시 후

(1) 호흡상태.

(2) 산소포화도의 변동 확인

4) 튜브 수유의 대상자

(1) 재태기간 32주 이하의 아기나 적당한 gag reflex가 없는 아기가 잘 삼키거나 빨 수 없는 아기에게는 튜브 수유를 시행해야 한다.

(2) 주의

만약 호흡수가 70회/분 이상이면 수유를 계속할 것인가에 대해 의사와 상의한다.

(3) 재태기간 32-36주 사이의 아기는 포유수유와 튜브수유를 병행할 수 있다.

(4) 수유튜브의 삽입은 미주신경 자극의 원인이 되어 서맥이 나타날 수 있다.

5) 방침

(1) 1200gm미만의 아기는 5 Fr 수유튜브를 사용한다.

(2) 2500gm이상의 환아는 8 Fr 수유튜브를 사용한다.

(3) 수유용 주사기는 8시간(각근무조)마다 또는 오염되었을 때마다 교환한다.

(4) 절대 힘으로 밀어 넣지 않고 중력에 의해서 수유하도록 한다.

(5) 가능하다면 아기를 안고 수유한다. 불가능하다면 환아를 오른쪽으로 눕혀서 위가 잘 비워지도록 돕는다.

6) 장비

(1) 수유튜브(Gavage Tube)

(2) 10cc주사기 (튜브위치 확인용)

(3) 수유량에 맞는 20-30cc주사기(수유용)

(4) 청진기

(5) 반창고

(6) 처장에 따른 모유, 우유 또는 물, 포도당물

7) 절차

(1) 수유할 내용물을 중탕하여 덥힌다.

(2) 비누와 물로 손을 씻는다.

(3) 수유튜브가 정확한 위치에 있는지 위 잔유물을 흡인해보거나 1cc 정도의 공기를 위내에 넣어 청진해서 확인한다.

(4) 흡인된 위내 잔유량을 확인하고 간호기록지에 그 양과 색깔을 기록한다.

① 주의

잔유량이 3시간 전에 수유된 양의 1/2이상이면 수유를 하지 않고 의사 에게 알린다.

② 특별한 지시가 없다면 전해질 불균형과 buffer system을 위해서 흡인물을 다시 넣어 준다.

(5) 아기의 상체를 약간 올려주는 자세를 취해준다.

(6) 수유튜브에서 주사기를 분리하고 주사기에서 내관을 뺀다.

(7) 배위로 약 8-10cm 높게 들고서 수유할 내용물을 붓는다.

처음에는 약간의 압력으로 밀어준다.

(8) 힘으로 밀어 넣지 않고 중력에 의해 주입되도록 한다.

중력에 의해 들어가는 시간을 같은 양을 포유수유할 경우와 같은 시간으로 들어가야 한다.

(9) 오심이나 역류가 잦은 아기는 수유후 1시간정도 수유끝을 열어둔다. 튜브수유에 잘 적응하는 아기는 수유 후에 튜브의 뚜껑을 닫아두어도 무방하다.

(10) 아기를 트림시킨 후 엎어두거나 오른쪽으로 눕히고 상체쪽을 약간 높혀둔다.

(11) 기록지에 기록할 내용

잔유량과 그 색깔, 섭취한 양과 종류, 오심, 수유에 잘 적응 했는지, 포유수유 할 준비가 되었는지

6. 계속적인 튜브수유

1) 목적

튜브 수유를 통해서 아기에게 적절한 영양을 공급하여 성장과 발달을 증진시키기 위함이다.

2) 관련 정보

호흡기 간호를 받고 있는 환자에게 소량으로 수유를 시키면 소화흡수를 촉진하는 위내효소를 자극한다.

(1) 장점

① 위장내 효소와 장내 호르몬 자극

② 정상 수유 용이

③ 혈청내 alkaline phosphatase의 수치저하

④ direct bilirubin을 저하 시키므로 광선치료 받는 시일 단축

⑤ 혈당에 대한 tolerance향상

⑥ cholestatic jaundice의 발생감소

⑦ 칼슘/인의 섭취증가

(2) 단점

① NEC의 위험성

② 우유흡인의 위험성

③ 수유부적응

④ TPN보다 더 많은 관찰필요

⑤ 장내 수유 튜브의 삽입은 미주신경자극의 원인이 되어 서맥을 일으킬 수 있다.

⑥ 폴리에틸렌이나 폴리비닐 클러라이드 튜브는 가소체가 위액과 반응하여 딱딱해지므로 폴리우레탄 튜브를 사용하는 것이 좋다.

⑦ 엎드리거나 오른쪽 옆으로 누운 자세가 위를 비우는데 도움이 된다.

⑧ 신생아는 코에 의존하여 호흡을 하기 때문에 비강 튜브는 호흡을 방해한다.

3) 방침

(1) 연결 튜브와 우유/모유가 담긴 주사기는 8시간마다 교환하고 날짜와 시간을 기록한다.

(2) 수유를 시작하기 전에 튜브가 공장(jejunum)에 있는지 확인한다.

(3) PVC 튜브는 3-4일 마다 교환하고, 폴리우레탄 튜브는 4주마다 콧구멍을 바꿔 가면서 교환한다.

(4) 모유로 수유할 때에는 지방이 분리되지 않도록 주입용 펌프를 수직으로 놓던가 1시간마다 주사기를 펌프째로 흔들어 준다.

(5) 수유내용물은 4시간마다 교환하여 연결한다.

(6) 계속적인 장내수유 후 처음 24시간 동안 대변의 혈액이나 구성물의 변화를 잘 관찰한다.

(7) 심박수와 피부색을 포함해서 수유에 대한 적응정도를 사정한다.

(8) 장내 튜브는 8시간(각근무조)마다 1-2cc의 멸균수로 통과시켜 세

척한다.

(9) 비정상적인 모든 소견은 기록하고 의사에게 알린다.

빈맥, 무호흡, 서맥, 저체온

(10) 역류를 예방하고 위가 비워지는 것을 촉진하기위해 침대의 머리쪽을 올리고 엎어 눕히거나, 오른쪽으로 눕힌다.

4) 기대 결과

환아는 합병증 없이 계속적인 장내 수유튜브를 통해 수유된다.

7. 계속적인 위내 튜브수유

1) 준비 물품

(1) 주입용 펌프와 연결튜브

(2) 수유 튜브, 멸균 증류수, 10cc 주사기, 청진기

(3) 8시간 분량의 우유/모유와 연결튜브를 채워줄 여분의 3-5cc의 우유가 더 들어 있는 주사기

2) 절차

(1) 물품을 준비한다.

(2) 복부둘레를 측정한다.

(3) 10cc주사기에 튜브를 연결하고 위 내용물을 흡인하여 잔유량을 측정한다.

만약 없다면 청진기를 상복부에 대고 공기 0.5-1cc를 넣어 공기가 위로 들어 가는지 청진함으로서 위치를 확인한다.

(4) 우유/모유가 들어있는 주사기에 연결튜브를 연결하고 주사기에 8시간동안 들어간 우유/모유를 남기고 연결튜브를 채운다.

(5) syringe pump에 주사기를 연결하고 주입속도를 조절한다.

(6) 간호기록지에 수유 시작한 시간, 우유/모유의 양과 농도, 수유튜

브의 크기, 위치, 주입속도, 수유에 잘 적응 했는지와 복부둘레, 복부양상을 기록한다.

(7) 섭취란에 시간마다 수유된 양을 기록한다.

8. 지속적인 장내 튜브 수유

1) 준비물품

(1) 주입펌프

(2) 폴리우레탄 혹은PVC수유 튜브

(3) 연결 튜브

(4) 10cc주사기와 청진기

(5) Ph종이

(6) 8시간동안 들어갈 우유와 연결튜브를 채워줄 여분의 우유가 담긴 주사기

(7) 멸균 증류수

(8) 반창고

(9) 달래는 젖꼭지

2) 절차

(1) 물품을 준비한다.

(2) 손은 깨끗이 씻는다.

(3) 복부둘레를 측정한다.

(4) 튜브 삽입길이 측정은 코를 지나 입에서 무릎까지 재고 튜브에 표시한다.

(5) 튜브를 고정시킬 반창고를 자른다.

(6) 튜브끝을 멸균수에 적신다.

(7) 튜브를 위에 놓고 청진기로 공기 0.5-1cc를 주입해서 위치를 확인

한다.

(8) 위에 튜브가 들어가면 공장(jejunum)까지 들어가도록 튜브의 표시된 길이까지 계속 넣는다.

(9) 반창고로 고정시킨다.

(10) 튜브가 공장까지 들어갈 때까지 환아를 오른쪽으로 눕히고 침상을 올려준다.

(11) 튜브가 연동운동에 의해 공장으로 내려가는 것을 돕기 위해 환아에게 달래는 젖꼭지를 물려준다.

(12) 튜브위치를 확인하기 위해서 2-3시간 후에 X-ray 나 ph종이로 확인한다.

(13) 4시간 후에 튜브가 장에 도달하지 않으면 튜브를 빼고 다시 시작한다.

(14) 위치가 확인되면 주사기에 8시간의 우유/모유를 남기고 연결튜브를 채운다,

(15) 주사기를 펌프에 놓고 주입속도를 조절한다.

(16) 연결튜브를 수유튜브에 연결한다.

(17) 펌프를 작동시킨다.

(18) 간호기록지에 수유 시작 시간, 모유/우유의 양과 농도, 수유튜브 크기, 위치, 흡인물의 pH와 양, 색깔, 절차에 대한 아기의 적응정도, 복부 둘레와 외모를 기록한다.

9. 위세척

1) 목적

위에 있는 점액이나 모체의 혈액을 제거하고, 위장 출혈을 조절하기 위함이다.

2) 방침

(1) 수유에 적응하지 못하는 아기에게 위 점액이나 아기가 삼켜서 위에 남아 있는 모체의 혈액을 제거하기 위해 위세척을 시행한다.

(2) 보통 멸균증류수를 사용하지만 위장출혈을 조절하기 위해서 세척을 할 경우에는 생리식염수를 사용한다.

(3) 1회 세척하는 수액의 양

① 1200gm 미만 : 의사의 처방에 따른 수액량

② 1200-1500gm : 5cc

③ 1500이상 : 10cc

3) 기대되는 결과

환아는 합병증 없이 위세척에 잘 적응한다.

4) 장 비

(1) 멸균 생리 식염수 혹은 멸균 증류수

(2) 5-8Fr 수유튜브

(3) 20-30cc 주사기

(4) 청진기

5) 절차

(1) semi-fowler's position으로 환아를 눕힌다.

(2) 튜브를 삽입할 길이를 잰다.(입-귀-검상돌기와 배꼽사이)

(3) 비 인두를 통해 위까지 수유 튜브를 넣는다.

(4) 튜브의 끝에 주사기를 연결하고 위치를 확인한다.

① 위 내용물을 흡인하거나 위강 내로 공기 0.5-1cc를 넣어 청진기로 공기가 들어가는 소리를 듣는다. 만약 소리가 들리지 않거나 내용물이 흡인되지 않으면 튜브를 제거하고 위의 1-3번 과정을 다시 반복한다.

② 주사기에서 내관을 뺀다.

③ 수유 튜브에 주사기를 연결한다.

③ 주사기에 적당량의 멸균수를 붓고 중력에 의해 들어가도록 한다.

④ 수유 튜브에서 내관이 없는 주사기를 분리하고 내관이 있는 주사기를 다시 연결한다.

⑤ 주사기로 넣은 용액의 양 만큼 흡인한다.

⑥ 나오는 내용물이 깨끗해 질 때까지 위의 5-9번 과정을 반복한다.

⑦ 절차가 끝나면 위로 공기가 들어가지 않도록 수유튜브를 막고 제거한다.
이것은 인두로 용액이 흡인되는 것을 예방하기 위함이다.

⑧ 기록지에 주입하고 흡인해낸 양과 색깔을 기록한다.

⑨ 위 내용물이나 환아의 적응 정도 그리고 피부색의 변화를 관찰한다.

2 :: 비경구 영양(Totalparenteral nutrition, TPN)

1. 목적

지방제제를 포함한 비경구적으로 영양을 공급받는 신생아의 간호 중재를 기술하기 위함이다.

2. 관련 정보

1) 비경구성 영양은 dextrose, protein, electrolytes, mineral, vitamins이 혼합되어 있는 농축액이다.

2) 지방은 신생아의 전체 칼로리 요구의 한 부분을 차지한다.

(1) 신생아에게 지방은 3gm/kg/day(33cal/kg/day)이상 초과해서는 안 된다.

(2) 극소 저체중아에는 2gm/kg/day이하로 투여한다.

(3) 지방제제는 매우 천천히 (24시간 이상) 주입하는 것이 바람직하다.

3. 잠재적 부작용

1) 전해질 불균형

(1) 고나트륨혈증 또는 저 나트륨혈증

(2) 고칼륨혈증 또는 저칼륨혈증

(3) 고염소성 대사성산증

(4) 저염소성 대사성 산증

2) 무기질 불균형

(1) 고 칼슘혈증 또는 저칼슘혈증

(2) 고 마그네슘혈증 또는 저마그네슘 혈증

(3) 고 인산혈증 또는 저 인산혈증

3) 탄수화물투여와 관련된 문제

(1) 고혈당증 또는 저혈당증

(2) 고 삼투성합 현상

(3) 탈수가 동반된 삼투성 이뇨현상

4) 단백질 투여와 관련된 문제

(1) 질소혈증(Azotemia)

(2) 과암모니아 혈증

(3) 담즙분비정지성 황달(chopestatic jaundice)

5) 지방유제 투여와 관련된 문제

(1) 과지방혈증

(2) 알부민으로부터의 빌리루빈 변위

6) 과 용적(volum overload)

7) 수액 침윤으로 인한 피부 부육(slough)

8) 패혈증

9) 카테터와 관련된 합병증

(1) 혈전증과 색전증

(2) 정맥을 통한 카테터의 미란(erosion)

(3) 패혈증

10) 고 비타민증 또는 저 비타민증

4. 방침

1) 지방은 말초 동맥관 또는 제대관을 통해 주입하지 않는다.

2) 지방은 말초 또는 중심 정맥관의 TPN bag으로 역류될 수 있으므로 주입부위 가까운 곳에서 주입한다.(Y연결관 사용)

3) 지방제제의 입자는 필터를 통과하지 못한다.(그러므로 여과하지 않는다.)

4) TPN의 (칼슘/인이 포함되거나 제외되거나) 처방이 변경되었을 때에는 모든 수액셋트와 3way를 바꾸어 주고 카테터는 새로운 용액을 시작하기 전에 flush되어야 한다.

5) TPN 주입속도 변경은 의사 처방에 따른다.

5. 기대되는 결과

신생아는 합병증 없이 TPN이나 intralipid치료를 받는다.

6. 지침

1) 의사는 혈당, 간기능 상태 측정과 체중,혈당의 변화에 따라 전해질과 단백질량, 당 농도와 수액의 양 등을 매일 처방한다.
2) TPN을 시작할 때 간호사는 의사처방 농도와 날짜, 간, 내용물을 대조한다.
3) TPN은 각 근무조마다 다음을 점검해야 한다.
   (1) 정확한 환아
   (2) 정확한 내용물 성분(TPN처방과 같이 확인)
   (3) 정확한 주입속도
4) 수액의 색과 투명도
5) 침전유무
6) 유효기간
7) TPN bag은 빛에 직접 노출되지 않도록 한다.

7. 절차

1) 시간마다 말초 주입부위를 사정 한다. 고농도의 수액은 부종과 심한 조직의 괴사를 일으킬 수 있다.
2) 안정 상태라면 의사의 처방에 따라 12시간마다 BST를 측정한다.
3) 만약 결과가 45이하면 혈청을 검사실로 보내고 의사에게 알린다.
4) 만약 결과가 130을 초과하면 의사에게 알린다.
5) 정확한 주입량과 배설량을 측정하고 기록한다.
6) 뇨비중은 의사의 처방에 따라 12시간마다 또는 필요시마다 실시하고 결과를 기록한다.
7) 검사 결과를 평가한다.
   Hct electrolyes, Ca, BUN, Phos., platelets, bilirubin.

CHAPTER 14

임상병리 검사

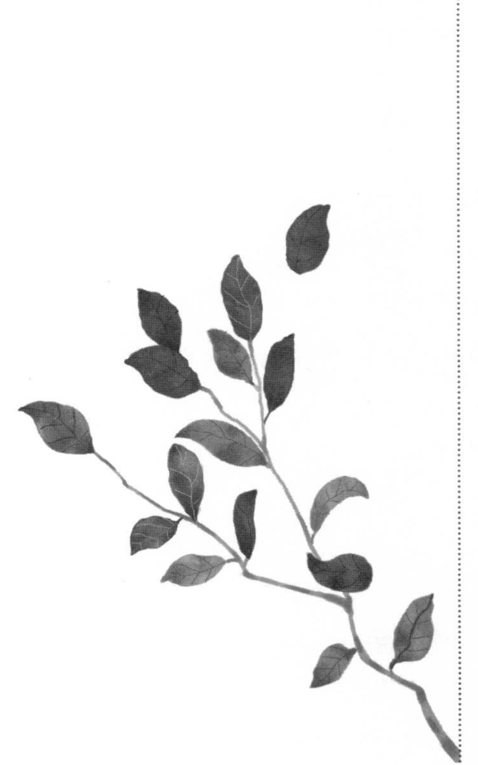

1. Microtainer 검체용기
2. 임상병리 검사 검사용기
3. 임상병리 검사 결과

■ Chapter 14 | 임상병리 검사

1 :: Microtainer 검체용기-신생아용

1. Microtainer

icrotainer는 플라스틱 재질로 만들어져 있으며 EDTA 튜브, SST 튜브, Plain 튜브의 3가지 종류가 있다. 말초혈관에서 250-500 μL의 혈액을 채취할 때 사용하며 신생아(소아) 또는 혈액 채취가 어려운 환자에게 사용한다.

1) 장점

(1) 적은 양의 혈액으로 검사 효과를 극대화할 수 있다.

(2) 미숙아에 있어 채혈 횟수가 현저히 감소된다.

(3) 정맥 천자로 인한 감염 기회가 감소된다.

2) 단점 : 자동화 장비에 일괄로 검사할 수 없다.

2. Microtainer Tube 종류

1) EDTA TUBE

K2 EDTA 분말이 튜브벽면에 도포되어 있고 채혈시 혈액이 벽면을 타고 넓게 퍼지도록 특수 처리되어 효과적으로 혈액과 항응고제가 섞이 도록 고안되었으며 기존의 capillary 튜브에 비해 정맥혈과 근사한 혈소판 수치를 얻을 수 있다.

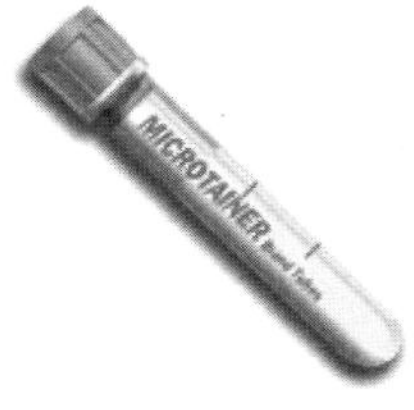

〈그림 14-1 EDTA 튜브〉

뚜껑은 보라색이다.

⊙ 혈액검사인 CBC검사에 사용함

2) SST Tube

Gel이 blood clot과 혈청을 분리하여 적은 혈액이라도 양질의 혈청을 보다 많이 얻을 수 있다. 뚜껑은 황금색이다.

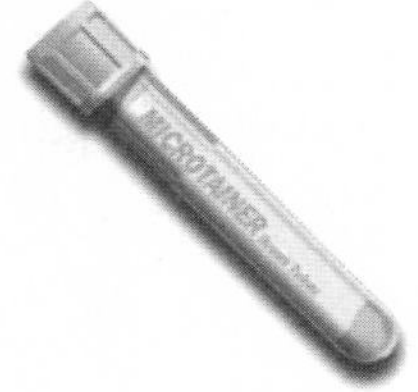

<그림 14-2 SST 튜브>

⊙ 응급 화학 및 일반화학검사에 사용함

3) Plain Tube

뚜껑은 분홍색으로 혈액은행용 검사에 주로 사용된다.

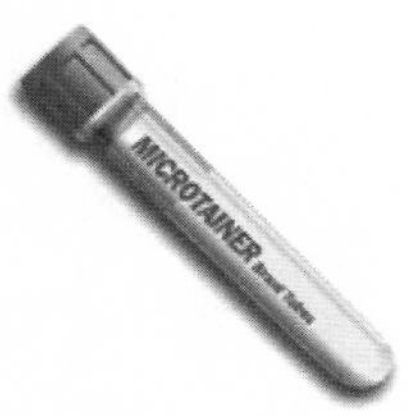

<그림 14-3 Plain 튜브>

2 :: 임상병리검사 검사용기

1. 임상병리검사

주로 사용되는 튜브는 다음과 같으며 tube의 뚜껑의 색을 구분할 수 있어야 하며, 혈장을 얻는 튜브는 채혈 후 tube에 담아 5회~8회 정도 흔들어 주어야 한다.

2. 병리검사 튜브 종류

1) EDTA tubes [보라색=라벤더색] : 2~3ml 채혈

(1) 보통 CBC 검사시에 많이 사용되고, RBC 형태검사, 혈구 계산, 혈구 형태검사, 세포 면역검사(ex. ABO grouping, RH typing, antibody

screening등)에도 사용된다.

(2) Tube는 EDTA K2와 K3로 코팅이 되어있으며, EDTA가 칼슘과 결합이 되어 혈액응고를 막게 된다.

(3) EDTA로 응고되지 않은 혈액은 24시간까지 Erythlocytes, Leukocyte,thrombo-cytes를 안전하게 보관하게 한다.

〈그림 14-4 EDTA〉

Blood smear를 할 경우에는 채혈수집 후 3시간 이내에 해야 한다.

> **Tip** : NICU에서는 마이크로 튜브로 CBC검사를 하고
> 주로 EDTA tubes는 요추천자검사에 사용함

2) Serum tubes(serum separation tube, SST) [붉은색 or 노란색] : 5~10ml 채혈

(1) 혈청을 검사하기 위해 사용된다.

(2) 첨가제는 혈청분리를 위한 응고촉진제와 Gel

(3) 검사항목: 대부분의 검사를 이 tube를 통해서 하게 되며 chemical & eletrolyte, 및 일반화학 검사, 면역학 검사 등을 기본으로 한다.

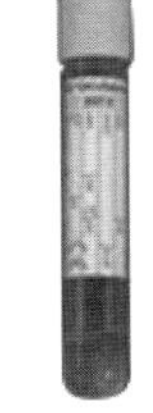

〈그림 14-5 SST〉

(4) Tube에는 silica particle로 코팅되어 있어, 혈액이 insert 되면 응고를 촉진시키게 된다.(Silica particle은 혈액이 tube내로 방출 되면서 섞이게 된다. 그렇게 되면 혈소판에 달라붙어 thrombin의 형성을 촉진 시키고, 결국fibrin 형성을 촉진하여 Blood clot을 만들어 낸다.

(5) 보관 : 실온

> Tip : VIt. A, B6, D, E 검사 의뢰시에는 차광을 요한다.
> NICU 아기는 chemical & eletrolyte 및
> 일반화학검사는 마이크로 SST Bottle를 사용함

3) Coagulation tubes[약간 밝은 청색] : 소아용 전용튜브사용: 1.7ml채혈

(1) 첨가제 : Coagulation(응고)검사(ex. PTT, aPTT 등)를 하기 위해 사용 되는 tube이다. tube내에는 Sodium citrate(3.2%)가 완충제가 들어가 있다.

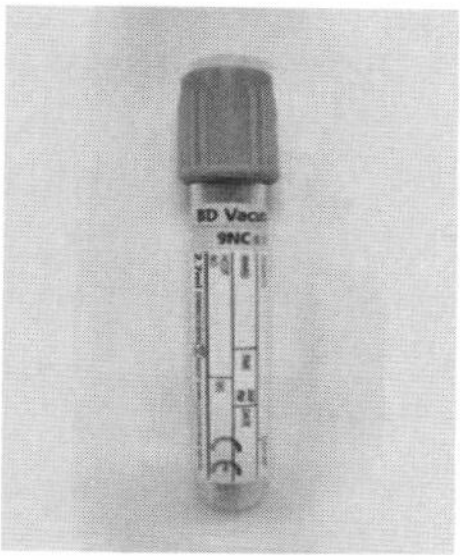

(2) 검사항목 : 혈액응고관련검사, FDP 정량

(3) 보관 : 실온

〈그림 14-7 Coagulation〉

(4) 검체취급방법 : 혈액:SC = 9:1 비율로 혼합하여야 하며 채혈 후 3~4회 혼합하여 정확한 coagulation value를 유지하도록 한다.

> Tip : 채혈 시 혈액 1.7ml를 정확하게 채혈해야 한다.

4) Plain Tube

(1) 첨가제를 넣지 않는 튜브로서 정상적인 혈액의 응고 과정을 통해 혈청(serum)을 얻고자 할 때 사용한다.

(2) 검사항목 : LE cell, 약물검사, 중금속 검사, 화학 및 혈청 학적 검사에 이용 되는 혈청. 혈액은 행검사

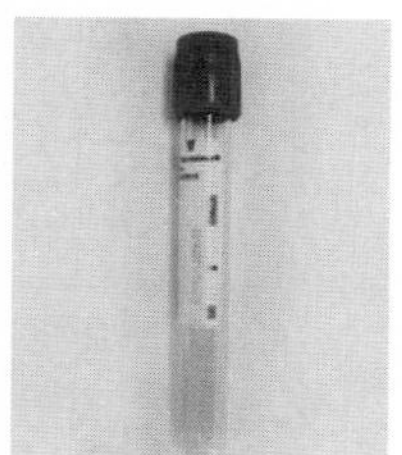

〈그림 14-8 Plain〉

(3) 채취량 : 혈액, 뇨, 체액 등 6.0mL

(4) 보관 : 실온

(5) 검체취급방법 : 사용시 뚜껑이 오염되지 않도록 주의

(6) 혈액은행용 plain 튜브는 응고촉진제가 없는 glass 재질의 plain 튜브를 사용하는 것이 권장된다.

> Tip : NICU에서는 주로 혈액은행검사 ABO RH Sample 및 Cross matching시에 사용

5) Conical tube

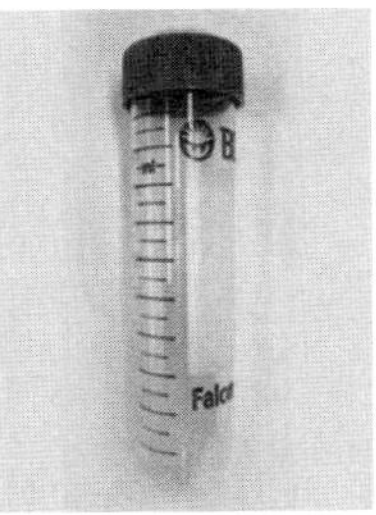

〈그림14-9 Conical〉

(1) 첨가제 없음

(2) 검사항목

(3) 멸균용기(양수, 소변, PCR 검사용 각종 항목의 가검물)

(4) 보관 실온

(5) 검체취급방법 : 오염되지 않도록 주의

> Tip : NICU에서는 주로 요추천자 시 culture 검사에 사용

6) Capillary tube

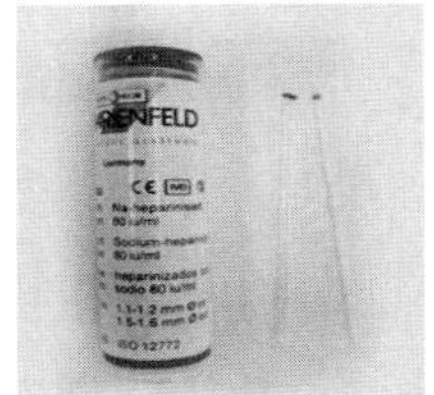

〈그림 14-10 Capillary〉

(1) 첨가제 : Red tip : Heparin(항응고제 첨가)

(2) 검사항목 : Total bilirubin, 신생아 혈액형검사(ABO, Rh형) HBs Ag, HBs Ab 등 Capillary로 시행되는 혈액검사.

(3) 채취량 : 말초혈액 3개

(4) 보관 : 실온

(5) 검체취급방법 : 란셋으로 깊게 천자한 후 첫 방울은 멸균거즈로 닦고 두 번째 방울부터 받는다.

(6) 혈액이 유출되지 않도록 반드시 앞, 뒤를 Tube 전용 고무로 sealing 해야 함

> Tip : NICU에서는 Bilirubin-micro 검사에만 이용함

7) Transport medium

(1) 첨가제 : Transport medium

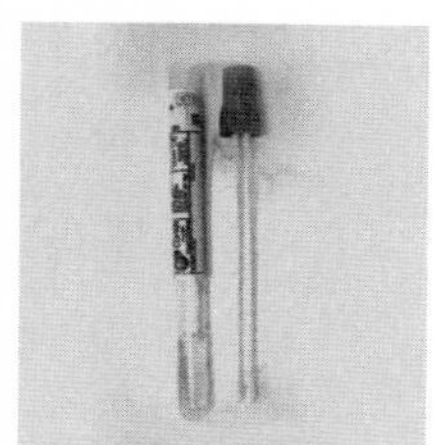
〈그림 14-11 Transport〉

(2) 검사항목 : 미생물 수송용 배지, 세균배양 검사 시 검체 보존용, Culture & ID 등

(3) 채취량 감염 부위 검체

(4) 보관: 실온

(5) 검체취급방법 : 검체 채취 후 즉시 냉장 보관. (임균 및 수막 염균의 실온보관)

> Tip : NICU에서는 E-Tube Tip culture, PCVC Tip culture에 이용함

8) Stool 무균용기

(1) 첨가제 : 없음

(2) 검사항목

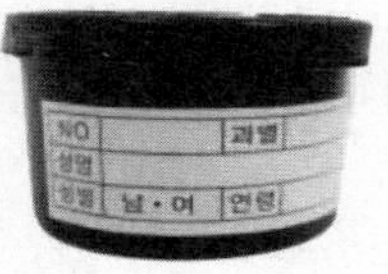

〈그림 14-12 Stool〉

(3) Stool culture, Fat 정성검사, 분변충란 검사, Rota virus Ag, Stool Occult blood, Stool WBC, 기생충 검사 및 기타 stool검사 등

(4) 채취량 Stool 3~5g

(5) 보관 : 실온

(6) 검체취급방법 : 24시간 Stool 검사인 경우 미리 무게를 잰 용기에 검체를 채취하고 전체의 무게를 측정하여 검체의 총 Stool양을 기입한다.

> Tip : NICU에서는 Rota virus Ag,
> Stool Occult blood, Stool Culture 검사에 이용

9) Pyruvic acid

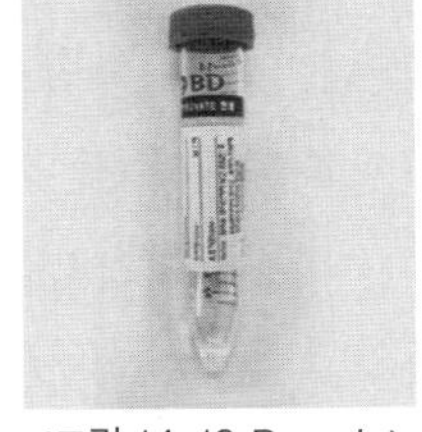

〈그림 14-13 Pyruvic〉

(1) 첨가제 : 0.8N HClO4 (제단백액 전용용기)

(2) 검사항목 : Pyruvic acid 검사

(3) 채취량 : 혈액 2.0mL 채취량+제단백비율 혈액 2mL + 제단백4mL (1:2)

(4) 보관: 실온

(5) 검체취급방법 : 제 단백 비율을 정확하게 해야 함

(6) 주의사항: 검사 전 전용용기를 미리 신청해야함

10) Blood culture

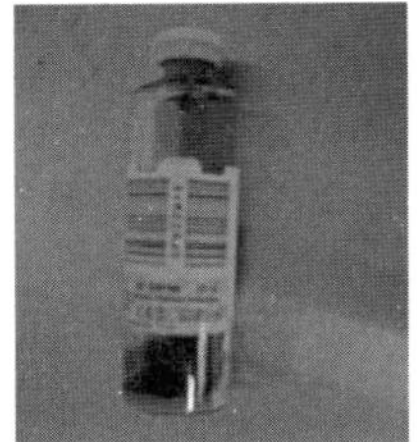

〈그림 14-13 Pyruvic〉

(1) 첨가제 : Thioglycollate broth

(2) 검사 항목 : 호기, 혐기성균 혈액배양

(3) 채취량 소아용기(20.0mL): 혈액 2.0~3.0mL 이상 접종

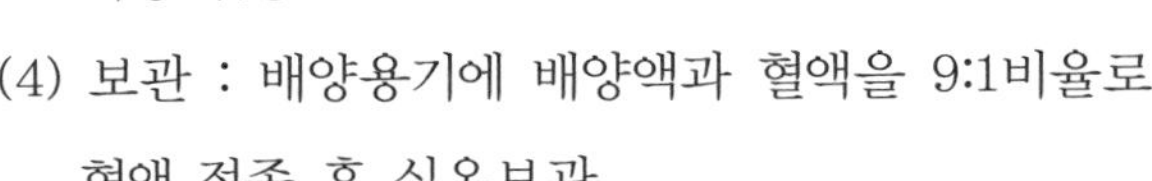

(4) 보관 : 배양용기에 배양액과 혈액을 9:1비율로 혈액 접종 후 실온보관

(5) 검체취급방법 : 검체는 예상 발열 시간 전, 항균제제의 투여 전에 채혈하는 것이 좋으며 1시간 간격으로 약 3회 채혈하는 것이 좋다. (호기, 혐기 SET로 의뢰)

3 :: 임상병리검사 결과

1. 혈액검사 - CBC

항목	WBC		정상범주	6200-17000/㎣(4000~10000)
검사목적	White Blood Cell은 감염과 관련된 문제나 혈액질환이 있을 경우, 혹은 면역력과 관련			
임상적 의의	증가	감염성 질환, 염증반응, 신생아용혈성 질환		
	감소	바이러스 감염, 장티푸스, 재생 불량성 빈혈		

항목	RBC		정상범주	300만~540만/㎣ (男:430만~580만/女:390만~500만)
검사목적	적혈구의 수는 빈혈 혹은 적혈구 증가 유무 파악			
임상적 의의	증가	진성 백혈구증다증, 심한 운동 후,탈수		
	감소	빈혈		

항목	Hgb		정상범주	12~17g/dL (男 : 14~18 女 : 12~16)
검사목적	Hemoglobin은 폐에서 조직으로 산소운반과 조직에서 폐포로의 탄산가스 운반기능. Hgb의 수치는 말초혈액내의 전체 Hb량			
임상적 의의	증가	진성다혈증, 위성다혈증, 탈수		
	감소	빈혈, 재생불량성빈혈, 임신, 창맥, 호흡곤란		

항목	Hct		정상범주	35~50% (男: 40~50 女: 35~45)
검사목적	Hematocrit는 Whole Blood중에서 적혈구가 차지하는 비율 (RBC와 Hb수치에 따라 변화)			
임상적 의의	증가	탈수, 대구성 빈혈		
	감소	소구성 빈혈		

항목	MCV		정상범주	80~102 $\mu 3$
검사 목적	Mean corpuscular volume은 적혈구 하나하나의 평균용적을 (적혈구체적의 평균치)			
임상적 의의	증가	대구성 빈혈		
	감소	소구성 빈혈		

항목	MCH		정상범주	27~32 pg
검사 목적	Mean Corpuscular Hemoglobin은 한 개의 적혈구 안에 들어 있는 평균 Hgb 수치			
임상적 의의	증가	대구성 빈혈		
	감소	소구성 빈혈		

항목	MCHC		정상범주	30~35 g/dL
검사 목적	Mean corpuscular hemoglobin concentration은 적혈구 100cc에 들어있는 평균 Hb 농도.			
임상적 의의	증가	골수 활동의 증가가 나타나는모든경우(감염,혈액손실) 철결핍성 빈혈		
	감소	감소골수활동의 감소가나타나는 경우 acuteleukemia, latestage of severe anemias		

항목	PLT		정상범주	15만~40만/mm^3
검사 목적	Platelet는 혈액 1㎣안에 있는 혈소판의 수로, 혈액응고에 관여			
임상적 의의	증가	1차적 증가 : 골수증식성 질환, 원발성 혈소판 증가 증 2차적 증가 : 급성출혈 후, 운동 후, 임신,월경중, 아드레날린 주사 후		
	감소	재생 불량성 빈혈 방사선 노출		

항목	RDW	정상범주	11.5-14.5%
검사 목적	적혈구 분표계수를 보기 위함		

임상적 의의	증가		
	감소		

항목	MPV	정상범주	6.3~9.7 fl(7.4~10.4)
검사목적	Mean Platelet Volume은 평균 혈소판 용적을 의미한다.		
임상적 의의	증가	골수증식이상, 혈소판감소성 자반증	
	감소	비장기능항진증 거대아적아구성 빈혈, 화학요법 후	

항목	PDW	정상범주	14.5~17.5 ratio(14.5~17.5)
검사목적	Platelet Distribution Width는 혈소판 입자 분포폭을 의미하며, 혈소판의 대소부동의 지표가 된다.		
임상적 의의	증가	백혈병,혈소판 감소성자반증	
	감소		

항목	segment	정상범주	38-78%
검사목적	백혈구를 종류별 분포를 퍼센트로		
임상적 의의	증가		
	감소		

항목	Lymph	정상범주	15~45%(0.9 ~ 5.2×103/ul)
검사목적	Lymphocyte Count는 면역반응 관여 백혈구(T림프구-세포성 면역/B림프구-체액성면역)		
임상적 의의	증가	band form 세포	
	감소		

항목	Mono	정상범주	3.4~9 %(0.16~1×10/ul)3
검사목적	Monocyte는 단핵구이며, 골수 및 간세포에서 생성되어 분화, 성숙한다. 어린이는 성인에 비해 많다. Glucocorticoid 사용 시 감소		

임상적 의의	증가	결핵암,백혈병
	감소	만성간염

항목	Eosino	정상범주	1~7 %(0~0.8×10/ul)3
검사 목적	Eosinophil count는 호산구로 세균이나 보체 성분에 반응하여 세균등을 탐식하고, 과민반응을 억제하며, 비면역성염증반응도 억제한다.		
임상적 의의	증가	알러지, hay fever, 천식 기생충감염 호즈킨즈	
	감소	급성박테리아감염 pyogentid, 간질 infection,	

항목	Baso	정상범주	0.5~4 %(0~0.2×103/ul)
검사 목적	Basophil은 호염기구로 히스타민 백혈구유주인자leukotrien,프로 스타글란딘등 염증관련 물질을 생산하여, 즉시 성과민증에 반응한다.		
임상적 의의	증가	myelofibrosis 백혈병, 만성염증	
	감소	스테로이드치료, 스트레스, 임식	

항목	ESR	정상범주	0~10 mm/hr(0~20)
검사 목적	Erythrocyte Sedimentation Rate는 병의 호전 시 지연된다.		
임상적 의의	증가	염증 조직손상	
	감소		

항목	PBS	정상범주	보고서 참조
검사 목적	혈구의 종류와 형태를 파악		
임상적 의의	증가		
	감소		

항목	Reticulocyte	정상범주	0.2-0.5%
검사 목적	적혈구수슬 세어 퍼센트로 표시		

임상적 의의	증가	용혈성 빈혈 급성실혈
	감소	

2. 일반화학검사

항목	Glucose	정상범주	80~120 mg/dl
검사 목적	공복 시 혈당농도가 감소됨에 따라 자극을 받아서 유리된다.		
임상적 의의	증가		
	감소		

항목	B.U.N	정상범주	5~20mg/dl
검사 목적	Blood Urea Nitrogen은 암모니아를 배설하기 위해 요소 싸이클을 통해 배출해 좌우되는 신장기능의 지표이다.		
임상적 의의	증가		
	감소		

항목	Creatine	정상범주	0.5~1.5mg/dl
검사 목적	간, 신장에서 형성되어 근육에 분배되어 고에너지 합성물로 변화		
임상적 의의	증가	신혈류량감소 신사구체여과치 감소, 울혈성 신부전	
	감소	근 영양실조, 간 장애, 요붕증	

항목	Albumine	정상범주	3.0~4.5 g/dl
검사 목적	간질환의 지표로서, 삼투압을 조절하며, 호르몬, 빌리루빈, 약물의 운반기능을 갖는다.		
임상적 의의	증가	탈수	
	감소	간손상,신증후군 단백손실, 화상	

항목	total bilirubin		정상범주	0.1~1.0 mg/dl
검사 목적	적혈구 붕괴속도나 빌리루빈 포합기능의 문제와 관련			
임상적 의의	증가	후천성황달 포합빌리루빈의 배설 장애		
	감소	용혈성 빈혈		

항목	D. Bili		정상범주	0.1~0.3 mg/dl
검사 목적	황달간염의 진단적 검사			
임상적 의의	증가			
	감소			

항목	A.S.T		정상범주	0~40 U/L
검사 목적	Aspatate aminotransferase는 간, 심장, 골격근에 분포하여, 세포가 손상 받으면 혈청내로 유출되는 효소.			
임상적 의의	증가	간염, 황달		
	감소			

항목	A.L.T		정상범주	0~40 U/L
검사 목적	Alanine aminotransferase는 조직에너지를 생산하는 효소로서 AST와 달리 세포질내에 풍부하고 신장, 심장, 골격근에 분포되어 있으며, 급성 간세포 손상 시 예민한 지표가 됨.			
임상적 의의	증가	간염, 황달		
	감소			

항목	L.D.H		정상범주	100~200 ImU/ml
검사 목적	Lactate Dehydrogenage는 젖산탈수효소로 감염의 진단을 위해 사용			
임상적 의의	증가			
	감소			

항목	A.L.P		정상범주	40~250 U/L
검사목적	Alkaline phosphatase는 뼈,장, 간, 태반에 분포하는 효소로서 성장기에는 뼈쪽이 증가하고, 폐쇄성 황달시에는 간쪽이 증가한다.			
임상적 의의	증가	간이나 담도 질환, 뼈의 질환		
	감소			

항목	Uric acid		정상범주	2.0~7.0mg/dl
검사목적	핵산의 최종대사산물로 대부분 소변으로 배출, 신사구체에서 여과된 요산의 90~95%는 재흡수되며, 일부는 원위세뇨관에서 분비됨			
임상적 의의	증가	통풍,백혈병 같은 세포 파괴가 증가하는 질환		
	감소			

항목	Chole sterol		정상범주	150~200mg/dl
검사목적	관상동맥 질환의 위험도나 지방대사의 평가, 신증후군, 췌장, 간질환, 갑상선 질환의 보조진단적 검사			
임상적 의의	증가			
	감소			

항목	Na.		정상범주	135~145mmol/L
검사목적	식이중의 나트륨섭취와 신장배설의 균형과 관계있음			
임상적 의의	증가	중증당뇨환자, 고장식염수의 과잉투여		
	감소	수분과잉, 위장관 손실		

항목	K.		정상범주	3.5~5.0 mmol/L
검사목적	세포의 흥분성 신경조직의 막전압을 유지하는 전해질			
임상적 의의	증가	배설장애(신질환),발열		
	감소	체온저하, 위장관손실		

항목	Cl.		정상범주	90~110 mmol/L
검사 목적	혈액의 삼투압을 유지하여 혈액량과 혈압을 조절하는 전해질로서 산염기 불균형의 측정, 체액의 상태의 평가를 위해 측정			
임상적 의의	증가	탈수,호흡성 알카리증, 대사성산증		
	감소	수분과잉		

항목	Ca		정상범주	8~10 mg/dl
검사 목적	혈청 칼슘이 증가하면 인이 신장내에 배설되는 과정의 이상 발생.			
임상적 의의	증가			
	감소			

항목	P		정상범주	4~7 mg/dl(2.5~4.5mg/dl)
검사 목적	Phosphorus는 세포의 구성성분으로 에너지대사, 근수축, 조직으로의 산소공급에 관여한다.			
임상적 의의	증가	신기능 저하, 부갑상선 호르몬의 기능 부전		
	감소	PTH과잉, 비타민결핍, 감수성 공복 저하, 제산		

3. 혈액 응고검사

항목	BT(bleeding time)		정상범주	1~4mm
임상적 의의	증가	자반증, 혈소판 감소		
	감소	혈전형성 후 단계		

항목	CT(coagulation time)		정상범주	6~13mm
임상적 의의	증가	혈액질환, 여러가지 혈액응고인자 결핍		
	감소	혈전형성 후 단계		

항목	PT(prothrombine time)	정상범주	10~15sec(100~80%)
임상적 의의	증가	혈액질환, vit K결핍, 간염, 경화증, 급성 독성 간 괴사	
	감소	혈전형성 후 단계	

항목	APTT	정상범주	20~38sec
임상적 의의	증가	혈우병, vit K결핍, 간질환, DIC	
	감소	암, DIC 초기, 급성 출혈 직후	

항목	Fibrinogen	정상범주	200~400mg/dl
임상적 의의	증가	임신, 폐렴, 백혈구 증가되는 감염시	
	감소	급성 간 위축 경화증 장티푸스열	

4. 소변검사

항목	SG	정상범주	1.005 - 1.030
임상적 의의	정 비중 : 수분과잉 섭취, 심부전, 신우신염 고 비중 : 수분섭취 제한, 탈수증, 당뇨병		

항목	pH	정상범주	4.8 - 8.0
임상적 의의	정 비중 : 수분과잉 섭취, 심부전, 신우신염 고 비중 : 수분섭취 제한, 탈수증, 당뇨병		

항목	Leucocyte	정상범주	Negative
임상적 의의	양성 : 요로 감염, 열, 격렬한 운동, 낭창성 신염, 심부전		

항목	Nitrate	정상범주	Negative
임상적 의의	양성 : 세균감염		

항목	Protein	정상범주	Negative
임상적 의의	양성 : 신장 질환, 신부전, 요로감염증, 단백뇨, 과로		

항목	Glucose	정상범주	Negative
임상적 의의	양성 : 당뇨병, 기타내당장애 감소 : Insulinoma, 간경변, 간암, 간엽조직 종양		

항목	Ketone	정상범주	Negative
임상적 의의	양성 : 당뇨병성 Ketosis, 기아, 구토		

항목	Urobilinogen	정상범주	Negative
임상적 의의	양성 : 간세포 장애		

항목	Bilirubin	정상범주	Negative
임상적 의의	양성 : 간세포 장애, 담도 폐색		

항목	Blood	정상범주	Negative
임상적 의의	양성 : 요로계 염증, 종양, 결석, 용혈성 질환, 출혈소인		

항목	RBC	정상범주	0-2 / HPF
임상적 의의	양성 : Hemorrage, 만성백혈명, 탈수, Hypoxia Polycythemia, 심폐질환, 혈뇨		

항목	WBC	정상범주	0-5 / HPF
임상적 의의	양성 : 요로 감염, 열, 격렬한 운동, 낭창성 신염, 심부전, 결핵, 바이러스성 질환 감소 : 악성빈혈, Aplastic anemia		

5. 동맥혈 가스(arterial blood gas, ABGA)

항목	정상치	임상적 의의
pH	7.38-7.44	⬆ 알칼리 수소이온농도 감소 ⬇ 산성 수소이온농도 증가

pco2	35-40mmHg	⬆ 호흡성 산증, 과잉 탄산 대사성 알칼리증 ⬇ 호흡성 알칼리증, 과도환기, 대사성 산중독증
po2	95-100mmHg	⬇ 산소부족
Hco3	23-29mmol/L	⬆ 대사성 알칼리증, 호흡성 산독증 ⬇ 대사성 산독증, 호흡성 알칼리증
Tco2	27-28mmol/L	⬆ 호흡성 산증, 과잉 탄산 대사성 알칼리증 ⬇ 호흡성 알칼리증, 과도환기, 대사성 산중독증
BE	-2 ~ +3mmol/L	⬆ 대사성 알칼리증, 호흡성 산독증 ⬇ 대사성 산독증, 호흡성 알칼리증
Sao2	94-100%	⬆ 과 호흡 ⬇ 과소호흡

CHAPTER 15

인공호흡기 및 의료기기

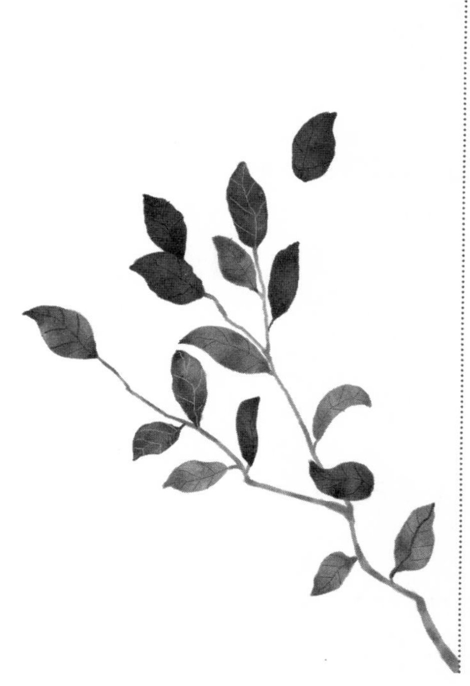

1. 인공호흡기 간호
2. 인공호흡기 관리
3. 의료기기 및 관리

■ Chapter 15 | 인공호흡기 및 의료기기

1 :: 인공호흡기 간호

1. 기계적 환기의 목적

1) 적절한 가스교환

(1) 적절한 동맥혈 PaCO2유지

(2) 적절한 동맥혈 PaO2유지

2) 기계적 환기 요법으로 인한 폐 손상의 최소화

(1) 가능한 낮은 최고 흡기 산소농도(Fraction of inspired oxygen : FiO2)

(2) 가능한 낮은 최고 흡기압(Peak inspiratory Pressure : PIP)

2. 기계적 환기요법의 적응증

1) Nasal CPAP

(1) 적응증

① Hood로 0.4이상 산소를 공급하여도 임상적 호흡부전이 있는 경우

② 기관내관 발관 후 유의한 흉부 함몰이 있는 경우

③ 약물요법에 반응이 없는 빈번한 무호흡 발작이 있는 경우

④ 호흡곤란이 있는 환아의 호흡일의 감소를 위한 경우

(2) 장점

① 기계적 환기요법 중 가장 비 침습적이다.

② 압력 손상을 최소화 할 수 있다.

③ 신생아 호흡곤란증후군 초기에 적용하면 폐의 허탈을 방지할 수 있다.

④ 폐쇄성 또는 혼합형의 무호흡 발작의 빈도를 감소시킬 수 있다.

(3) 부작용

① 불충분한 ventilation

② 환아의 입이 열렸을 때 압력이 가해질 수 있음

③ nasal septum의 손상

④ 활동적인 환아의 경우 nasal prong이 빠짐

⑤ 위 팽창

⑥ 환아의 불안상태

2) 기관내관 삽관 후 기계적 환기요법

(1) 적응증

① Fio2 0.6이상, CPAP 6-8cmH2O 이상에서 PaO2가 50mmHg 미만인 경우

② 지속적인 산혈증(PH<7.20)과 함께 PaCO2가 60mmHg 이상인 경우

③ 긴 시간 동안의 무호흡

④ 신생아 호흡곤란 증후군이 있는 환아에게 계면 활성제 보충요법을 위한 경우

⑤ 전신마취

(2) 장점

지속적으로 산소와 환기를 제공할 수 있다.

(3) 단점

기도 삽관의 기술이 필요하며 환아의 상태 파악을 위한 산소 포화도와 활력증상에 대한 지속적인 모니터링과 잦은 X-ray촬영이 필요하다.

(4) 부작용

① ET tube의 빠짐이나 위치 이상으로 인한 과잉이나 과소 환기

② 기도손상, pulmonary air leak,

③ 감염, 뇌출혈, BPD(Bronchopulmonary dysplasia), ROP (Retropathy of prematurity)

④ 해부학적 측면 : subglottic stenosis, palatine groove, vocal cord damage

3. 환기양식의 종류

주로 A/C(Assist Control), SIMV(Synchronized Intermittent Mandatory Ventilation) mode로 설정, 용적 조절형 환기(VCV : volume Controlled Ventilation) 압력 조절형 환기 (PCV : Pressure Control Ventilation) 여부는 환자의 상태에 따라 결정한다.

1) CMV(Continous Mandatory Ventilation)

모든 환기가 인공호흡기에 의해 이루어지는 환기 양식 인공호흡기가 환자의 호흡에 관계없이 일정한 호흡수로 호흡을 유지시키는 방식

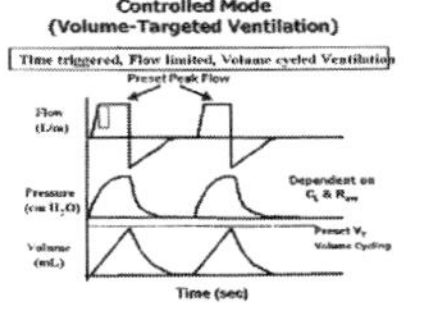

<그림 15-1 CMV MODE>

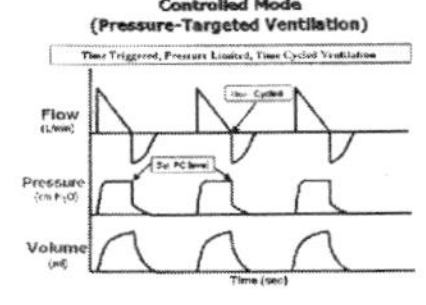

<그림 15-2 CMV MODE>

2) A/CMV(Assisted/ Controlled Mandatory Ventilation)

CMV와 같이 정해진 호흡수가 인공호흡기를 통해 전달되고 그 외에도 triggering sensitivity 만큼의 흡기 노력이 있을 때마다 assisted mandatory ventilation이 가능하지만 모든 환기의 호기로의 이행은 인공호흡기에 의해 cycling되는 방식

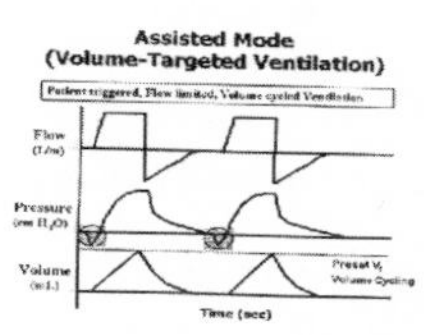

<그림 15-1 CMV MODE>

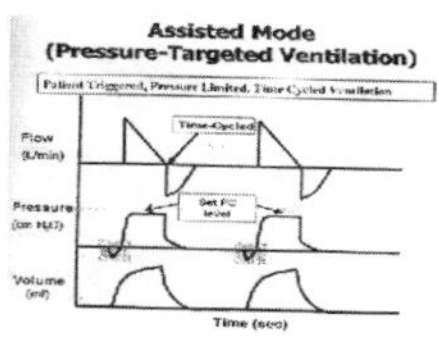

<그림 15-2 CMV MODE>

3) IMV(Intermittent Mandatory Ventilation)

인공호흡기에 의한 일정수의 CMV외에 환자의 자가 호흡이 허용되는 방식

4) SIMV(Synchornized Intermittent Mandatory Ventilation)

IMV와 비슷한 원리이지만 triggering sensitivity만큼의 흡기 노력이 있을 때마다 환아의 inspiratory effort와 일치하여 인공호흡기가 정해진 횟수만을 전달하도록 개선된 방식

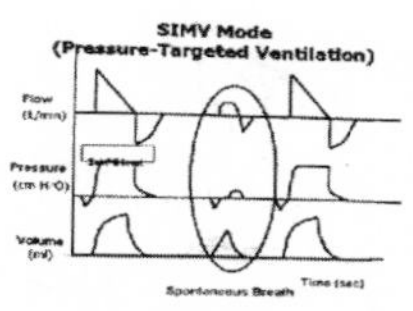

<그림15-5 SIMV MODE>

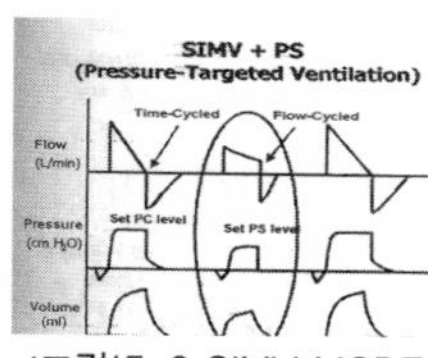

<그림15-6 SIMV MODE>

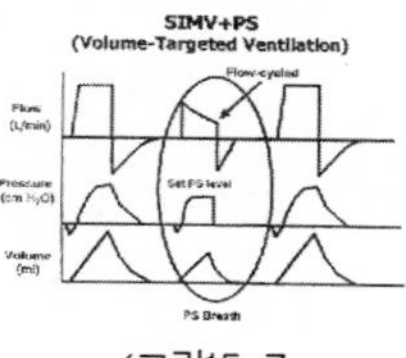

<그림15-7 SIMV+PS MODE>

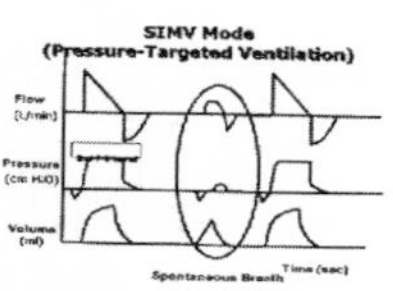

<그림15-8 SIMV MODE>

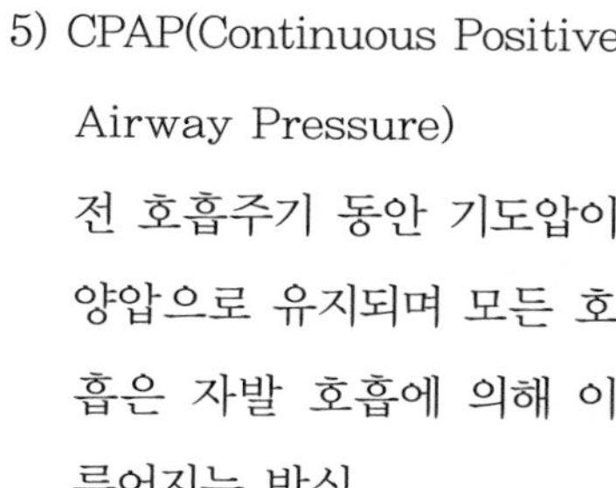

5) CPAP(Continuous Positive Airway Pressure)

전 호흡주기 동안 기도압이 양압으로 유지되며 모든 호흡은 자발 호흡에 의해 이루어지는 방식

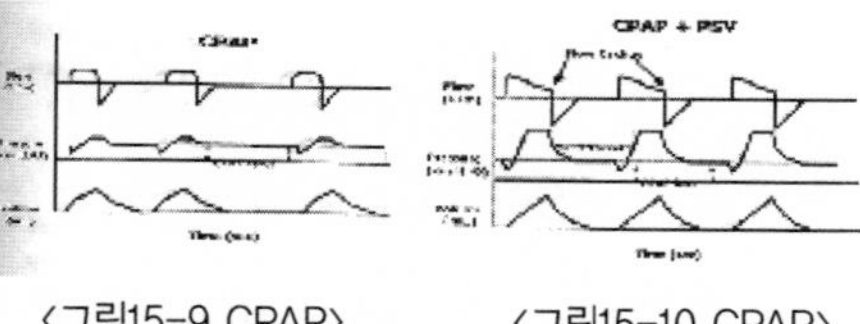

<그림15-9 CPAP> <그림15-10 CPAP>

4. 기계적 환기요법의 설정

1) 산소화

(1) 흡기산소농도(Fraction of inspired oxygen : Fio2)

① FiO2를 증가시키는 것이 산소화의 가장 간단하고 효과적인 방법이다.

② FiO2 0.7이상이 되면 산소에 의한 직접적인 독성이 나타난다.

③ FiO2 0.7이상이 되면 탈질소화 허탈과정에 의해 환기-관류비가 낮은 폐부위의 허탈이 진행된다.

④ 적절한 PaO2는 50-80mmhg이고 산소 포화도는 89-95이다.

(2) 평균기도내압(Mean airway pressure : MAP)

① MAP는 압력파형에 아래쪽 면의 평균값이다.

② MAP를 증가시키는 방법: PEEP 증가, PIP증가, 흡기시간(IT) 증가, 환기수 증가

③ PEEP을 증가시키는 것이 가장 효과적인 방법이다.

④ MAP가 산소화를 증가시키는 기전은 폐포 재동원의 증가로 이해된다.

2) 환기

(1) 분당 환기량(Minute volume : MV)

① 이산화탄소의 제거는 분당 환기량과 비례한다.

② MV를 증가시키려면 tidal volume을 증가시키거나 환기수를 증가시킨다.

③ 낮은 tidal volume 에서는 생리적 사강이 증가하여 이산화탄소의 저류가 발생 할 수 있다.

④ 높은 tidal volume은 용적상해의 주요한 원인이 된다.

⑤ 높은 환기수에서는 충분한 호기시간이 보장되지 않아 내인성 호기말 양압이 발생하고 공기 저류가 발생하여 이산화탄소의

저류가 발생할 수 있다.

⑥ 내인성 호기말 양압을 방지하기 위해 호기시간은 시간상수의 3-5배를 유지해야 한다.

(2) 적절한 동맥혈 이산화탄소 분압

① 적절한 PaCO2는 기저질환에 따라 다양하다.

② 공기누출의 경우 PH 7.25 이상이면 50-60mmHg 정도로 허용할 수 있다.

③ 폐동맥의 저항을 감소시키기 위해서 PaCO2를 30-35mmHg 정도로 감소시킬 수도 있다

3) 기계적 환기 설정의 조절

(1) PIP(Peak Inspiratory Pressure, 최고흡기압)

① MAP에 영향을 주어 산소화에 영향을 준다.

② 높은 PIP는 압력상해 및 용적상해의 원인이 된다.

③ 지나치게 낮은 PIP는 낮은 tidal volume으로 인해 저 환기의 원인이 된다.

④ 폐유순도에 따라 일회 환기량을 결정하여 환기에 영향을 준다.

⑤ 일반적으로 tidal volume이 4-10ml/kg가 되도록 설정한다.

⑥ 용적이 감시되지 않는 환기에서는 흉곽운동성과 PaCO2를 적정화하도록 설정한다.

⑦ 산소화를 증가시킬 목적으로 PIP를 증가시키지는 않는다.

(2) PEEP(Peak End -Expiratory Pressure, 호기말 양압)

① 영향은 MAP와 산소화에 가장 영향력이 큰 설정이며 호기 호흡일을 증가 시킬 수 있다.

② 설정은 적절한 PEEP는 생리적 기능적 잔기용량을 유지하는 값이다.

4) 환기수(Frequency, rate)

(1) 영향

① Minute volume을 결정하여 환기에 영향을 준다.

② Tidal volume을 4-10ml/kg로 고정하여 생각한다면 환기의 가장 중요한 설정이다.

③ 지나치게 높은 환기수는 내인성호기말양압의 원인이 된다.

④ 높은 환기수는 생리적 사강을 증가시켜 이산화탄소 저류의 원인이 될 수 있다.

(2) 설정

① 중등도 이하의 호흡부전에서는 생리적 호흡수의 상한선 정도의 환기수를 설정한다.

② 심한 호흡부전으로 인해 Minute volume의 증가로 이산화탄소 저류를 방지할 수 없을 때에는 고 이산화탄소혈증을 묵인하는 전략을 고려할 수 있다.

5) 흡기시간

(1) MAP에 영향을 주어 산소화에 영향을 준다.

(2) 공기저류에 영향을 주어 환기에 영향을 줄 수 있다.

(3)사각형 wave form에서는 시간상수 3배의 흡기시간 동안에 목표 환기량의 95%가 흡기 된다.

(4) 지나치게 긴 흡기시간은 대항과 공기 저류의 원인이 된다.

(5) 지나치게 짧은 흡기시간은 불충분한 일회 환기량의 원인이 된다.

5. 기계적 환기요법에서의 이탈(Weaning)시기와 방법

1) pre-extubation

(1) x-ray 상 lung에 문제가 없으며 인공호흡기의 보조가 없이도 호

흡이 왕성한 경우

(2) 환아가 8-12시간 동안 안정된 상태를 유지하고 ABGA상 ventilator 필요성이 감소 될 때 weaning을 시작하며 단계별로 서서히 조금씩 시작한다.

(3) 폐에 가장 toxic한 영향을 주는 FiO2와 PIP는 surfactant의 spreading을 위해서 2-4시간 동안 초기수준을 유지한다.

2) Extubation과정

(1) FiO2<0.4, PIP<12cmH2O, RR<10bpm일 때가 적당하다.

(2) 다른 경우는 RR 5-10bpm 으로 1시간동안 안정적이면 CPAP 3-4cmH2O로 바꾸어 2-4시간 관찰하고 안정적이면 extubation 하기도 한다.

(3) Extubation전에 Tracho-oronasal suction을 시행하여 분비물을 제거한다.

(4) Ambu-bagging을 통해 positive breathing상태에서 의사가 aseptic 장갑을 끼고 E-tube을 발관한다.

(5) 담당간호사는 O_2Inhalation하며 아기 상태 및 기록을 한다.

3) Post-Extubation

(1) CBGA, V/S, 호흡곤란, 청색증, 호흡 보조근의 사용등을 지속적 사정하여 extubation 적응상태를 파악한다.

(2) Atelectasis를 예방하기 위해 chest PT및 vibration&suction을 시행하고 Postural drainage를 적용한다.

(3) laryngeal edema 방지위해 humidification apply Extubation 4시간 후 Atelectasis확인을 위해 chest AP를 찍는다.

(4) Atelectasis가 심하거나 Nasal CPAP으로도 repiration difficulty가 해결이 안되거나 CBGA결과 좋지 않은 경우는 reintubation을 시행할 수 있다.

6. 기계적 환기요법의 일반적인 간호

1) 삽관 환아는 필요에 따라 1-3시간마다 무균적인 흡인을 한다.

2) 2-3시간마다 호흡음의 상태를 관찰, 기록하고 공기의 유통, 수포음 등의 유무와 위치를 청진한다.

3) Tube 위치확인

(1) 기도삽관이 빠지는 것을 예방하기 위해서 수시로 제대로 고정이 되어 있는 지 확인해야 한다.

(2) 갑작스런 보챔이나 복부팽만, 울음, chest wall 움직임의 감소, 청색증, 서맥 등을 관찰한다.

(3) Extubationt시에는 즉시 의사에게 연락하고 재 삽관 준비를 한다.

4) 초기 작동시 Test lung을 이용하여 2분간 기능 확인을 하고 매 근무 시작 시 E-tube위치, 폐통기성, circuit, 인공호흡기 setting, 가습기통, 가습온도를 확인 한다.

5) Humidi확인

(1) 35-37도를 유지한다.

(2) 습도가 낮으면 기도분비물이 마르고 너무 높으면 회로의 저항이 증가하여 자발호흡을 방해한다.

(3) Humidifier의 증류수는 Water level까지 차 있어야 하며 tube에 물이 고여 있지 않아야 한다.

6) ABGA결과 확인 및 대처

(1) Heparin coating된 1cc주사기에 동맥에서 0.3cc정도 채혈한다.

(2) 검사결과에서 과도한 heparin coating은 bicarbonate의 저하를 가져오며 상온에서 보관은 이산화탄소분압을 상승시키고 공기와 접촉할 경우는 산소 분압의 상승과 같은 잘못된 결과가 나오므로 주의한다.

(3) CBGA는 환아의 발뒤꿈치에서 Capillary로 0.2cc 정도 채혈해서

검사한다.

7. 고빈도 환기요법(High Frequency Ventilation)

1) 목적

HFV는 폐의 사강보다 작은 일회 환기량으로 분당 300회 이상의 환기수로 빈호흡 시킴으로써 폐포 호흡을 유지하는 인공환기 방식이다.

2) 적응증

(1) 고식적 기계적 인공 환기치료가 실패한 심한 호흡곤란 증후군

(2) 공기 누출폐질환 : 간질성 폐기종, 기관지 흉막루

(3) 태변흡인증후군, 국소성 폐렴등의 비균질성 폐질환

(4) 폐형성 부전(ex. 선천성 횡격막 탈장등)

(5) 일반적으로 신생아 및 미숙아의 심한 호흡부전과 폐외 공기 누출 질환의 rescue 치료로서 사용된다.

3) HFV의 초기조작

(1) Fio2 : 고식적 인공호흡기와 같은 농도에서 시작

(2) Frequency : 15Hz, I:E=1:1

(3) Stroke Volume: amplitude를 결정해주며 $PaCO_2$를 조절한다. 보통 5-10ml/kg흉곽의 vibration이 관찰되도록 유지한다.

(4) 보통의 경우 CMV때의 MAP와 같거나 1-2cmH_2O 높게 시작하고 질환이 심한 경우에는 2-3cmH_2O 높게 시작하여 1-2cmH_2O 씩 Pao_2가 최고에 도달하거나 X-ray에서 횡격막이 8-9번째 늑골까지 내려올 때까지 올린다. air leak syndrome 때는 CMV 때와 같은 수준이거나 낮은 수준에서 시작한다.

4) HFV weaning

(1) Fio2를 먼저 낮춰서 0.6이하로 떨어지면 MAP와 Fio2를 교대로 내린다.

(2) MAP가 8-10cmH_2O, Fio2가 0.3이하일 때 extubation을 시도하거나 CMV, CPAP으로 바꿔서 시행하기도 한다. MAP는 6-7cmH_2O 이하로는 낮추지 않는다.

5) 간호관리

(1) 환아의 산소화와 환기에 대한 계속적인 모니터링을 시행한다.

(2) 가능한 경우 동맥압을 계속적으로 모니터 하거나, 다른 방법으로 혈압을 모니터 한다.

(3) 폐쇄 기관 흡인시스템을 시행한다.

(4) 진정이 필요한 경우 Fentanyl등을 사용한다. 그러나 근육이완은 거의 사용하지 않는다.

(5) 호흡 또는 심음을 위한 흉부 청진은 HFV mode에서는 사실상 불가능하다.

때문에, 아기의 호흡음과 심음을 사정하기 위해서 짧은 시간 동안 인공호흡기로 부터 분리할 필요가 있을 것이다. 잠시 동안 sustained inflation 기능을 사용 하여 폐 용적을 유지하며 청진할 수 있다.

(6) 초음파와 흉부촬영은 HFV와 상관없이 시행되어질 수 있다.

(7) HFV동안 slightly head up

2 :: 인공호흡기 관리

1. HFO Ventilator

1) 전면

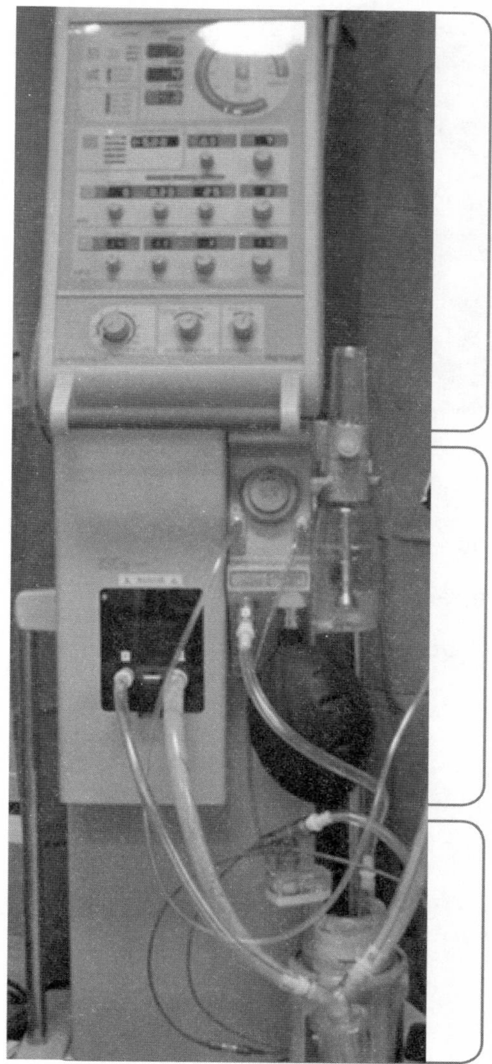

<그림 15-11 HFO Ventilator>

2) 본체

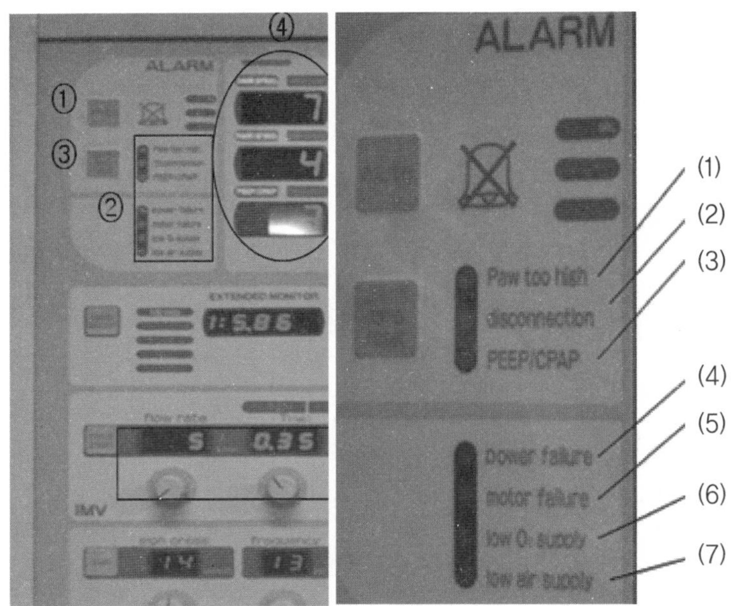

<그림 15-12 HFO 본체> <그림 15-13 Alarm Indicator>

⦿ Alarm Indicator

(1) High airway pressure인 경우

(2) Low airway pressure인 경우

(3) Airway pressure가 auto alarm set limits보다 높거나 낮을 때 alarm울림

(4) Power failure

(5) HFO동안 motor failure가 온 경우

(6) 산소가 적게 공급되는 경우 - 이 경우 21% 산소를 전달하게 됨

(7) Air가 적게 공급되는 경우 - 이 경우 ventilator는 100% 산소를 전달하게 됨

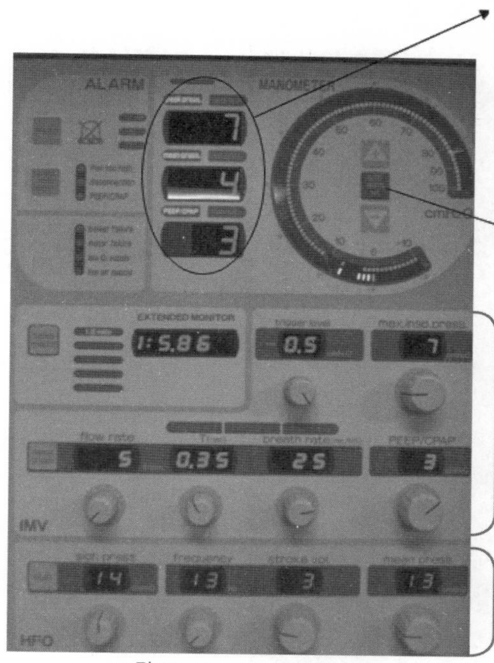

〈그림 15-14 Auto alarm set〉

⦿ Auto alarm set

누르면 이미 정해진 auto alarm이 설정된다.

이것은 PIP ± 5cmH2O로 설정되어 있다.

즉 PIP+5cmH2O는 high pressure alarm limit

PIP-5cmH2O는 low pressure alarm limit

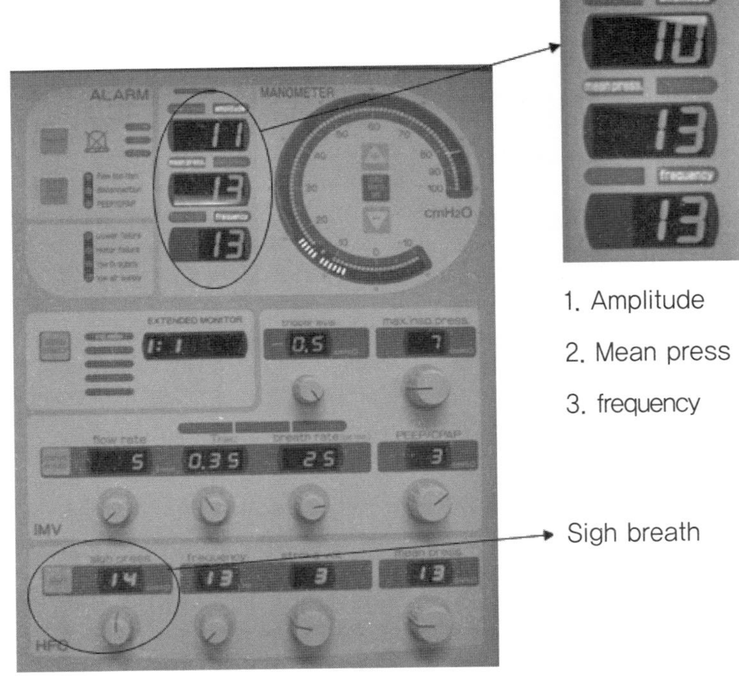

〈그림 15-15 Auto alarm set〉

⦿ Amplitude

Ventilator에 감지된 압력의 흔들림(pressure swing)의 결과 ➡ 진폭압
그러므로 stroke volume이 증가하면 amplitude가 보통 더 커짐.
갑자기 amplitude가 떨어지거나 없어지면 환자의 breathing circuit 부분이 새는 것일 수 있다.

⦿ Sigh breath

누르면 누르는 것을 멈출 때까지 정해진 pressure(밑의 단추로 조절)로 Sigh breath를 전달한다. Sigh breath를 전달하는 동안 Sigh time 표시화면에 전달시간이 나타남.
V/S cheak 시 disconnect하지 않고 heart rate를 청진할 수 있다.

3) 가습기

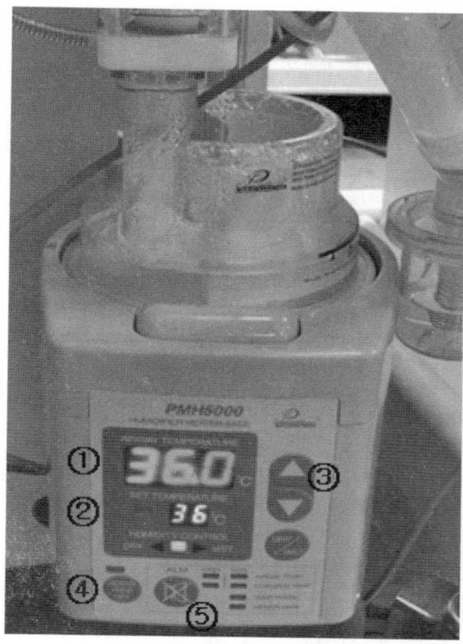

<그림 15-16 가습기>

⊙ 습구통

① Airway temperature 현재 airway의 온도를 보여줌.

② Set temperature 보통 36℃로 설정함.

③ 설정온도를 높이거나 낮출 때 3초간 꾹 누른다.

④ Heater wire off
이 버튼을 누르면 불이 켜짐 - 열선을 끄겠다는 의미

⑤ Alarm off

4) Circuit

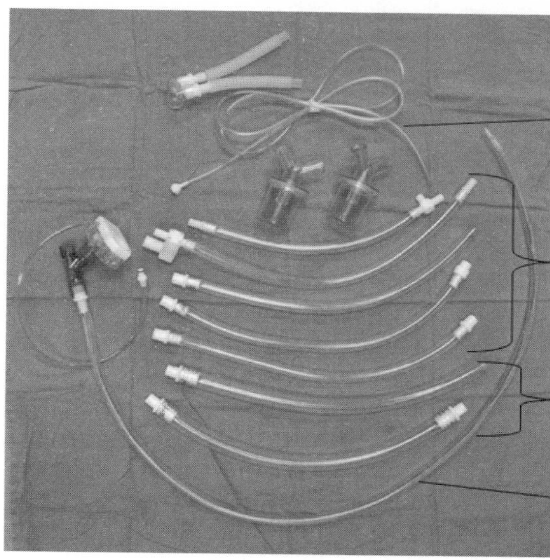

Pressure sensor

얇은 line 5개

두꺼운 line 2개

열선

<그림 15-17 Circuit>

(1) 각 circuit에는 연결부위와 같은 번호가 쓰여 있다.

① Line : 총 9개

② 얇은 line 5개 + 두꺼운 line 2개 + 열선 + pressure sensor

③ water trap : 2개

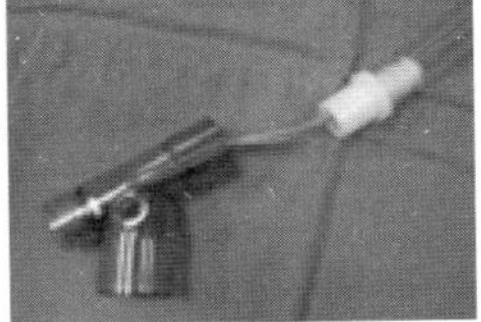

〈그림 15-18 열선〉

(2) 열선 부분은 분리가 안 되므로 주의할 것

5) 연결순서

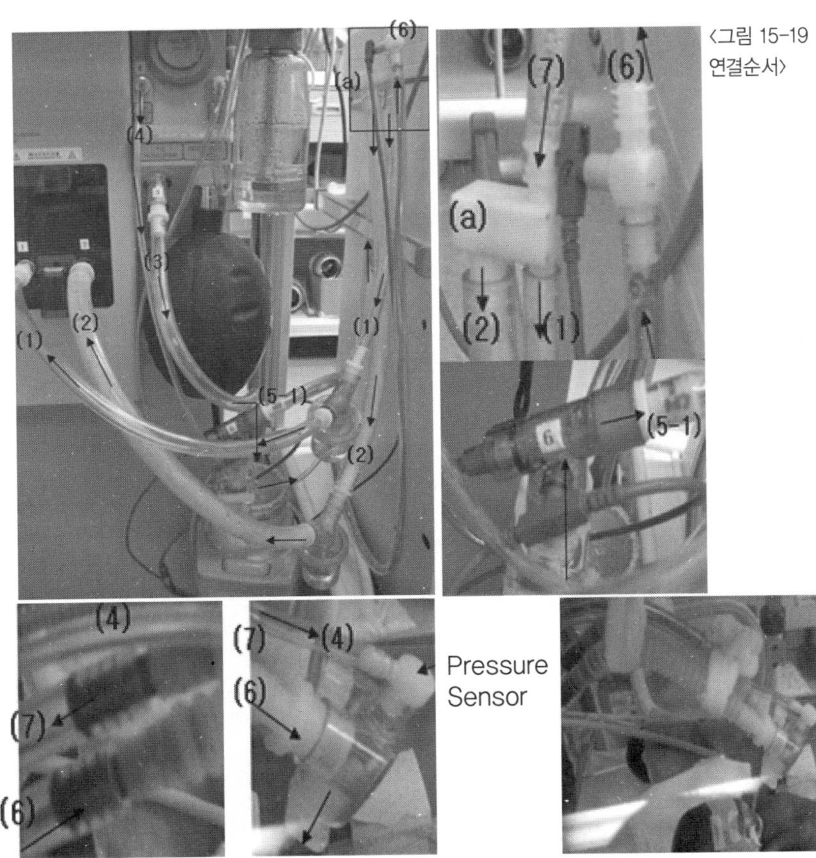

〈그림 15-19 연결순서〉

⦿ Expiratory line

환아 ➡ (7) ➡ (a) ➡ (1 : 얇은) ➡ water trap ➡ (1) ➡ (2 : 두꺼운) ➡ water trap ➡ (2)

⦿ Inspiratory line

(3) ➡ 습구통 ➡ 6 ➡ (5-1) ➡ (6-1) ➡ (6) ➡ 환아

<Paw monitor line>

(4) ➡ pressure sensor

2. SERVO-I Ventilator

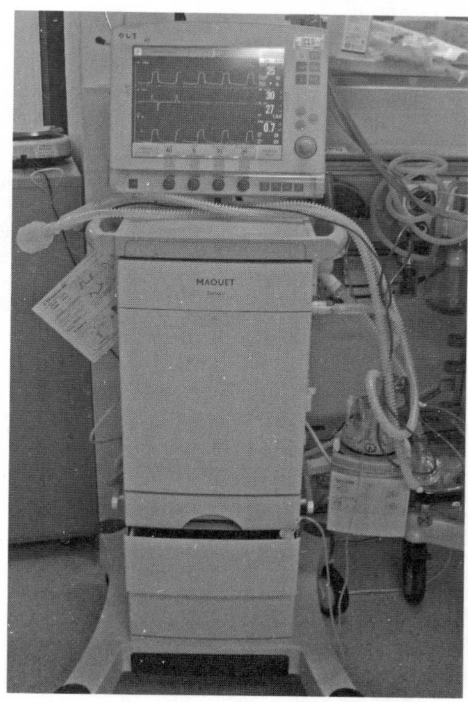

<그림 15-20 SERVO-I Ventilator>

1) Main power swich(ON/OFF)

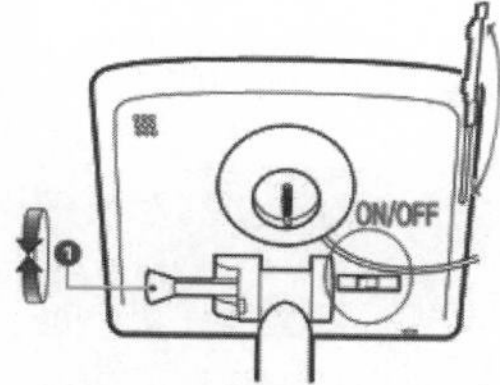

- 장비의 ON/OFF 스위치는 모니터 뒤에 위치함
- 레버 ①을 사용하여 화면의 Tilting을 조절가능

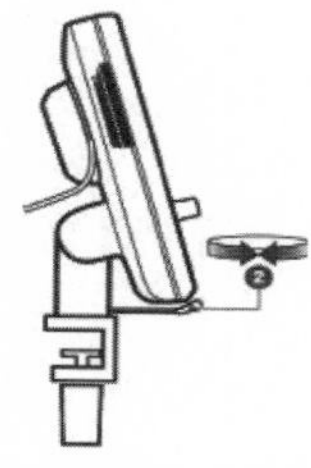

- 레버 ②를 사용하여 모니터를 회전시킬 수 있음

2) Pre-usu check

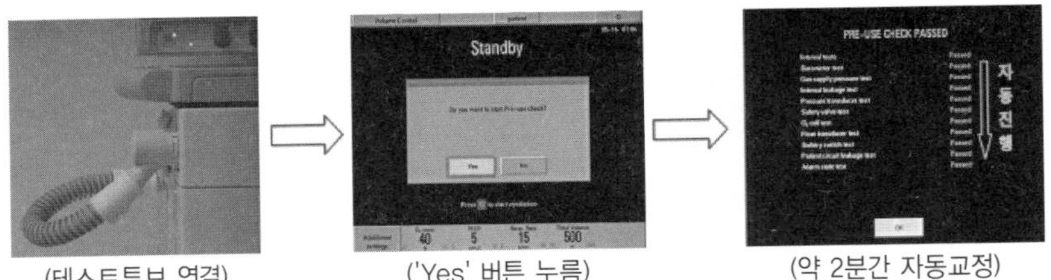

(테스트튜브 연결) ('Yes' 버튼 누름) (약 2분간 자동교정)

3) Patient circult의 구성

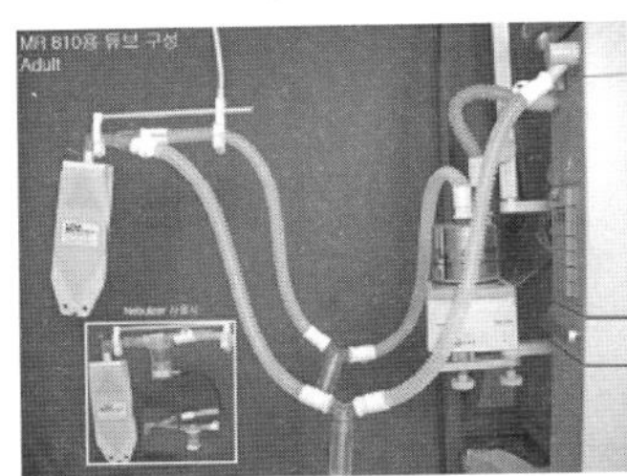

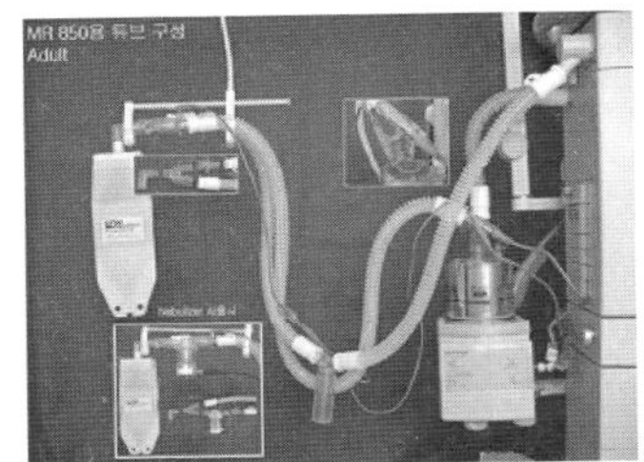

4) 호흡모드의 설정

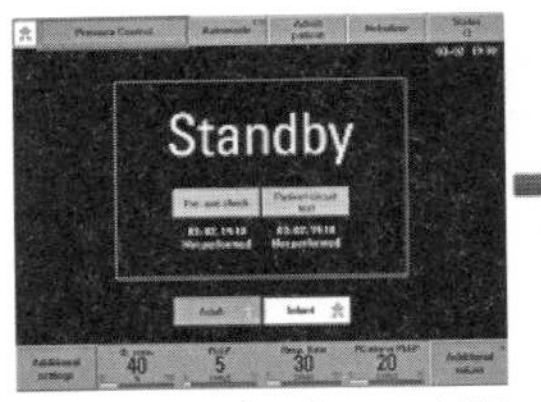

- 좌측상단의 호흡모드 부분 누름

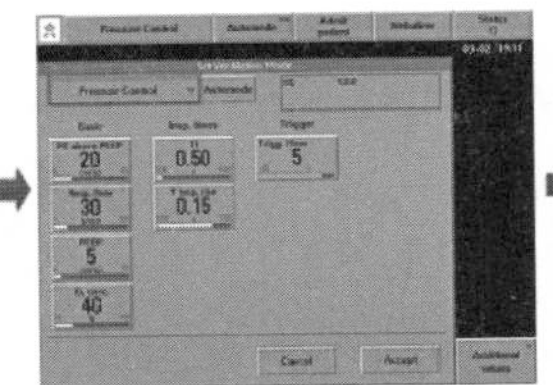

- 표시되는 화면에서 호흡모드부분 한번 더 누름
  : Default로 설정된 호흡모드를 사용할 시에는 상기 표시된 화면에서 직접 셋팅값 설정

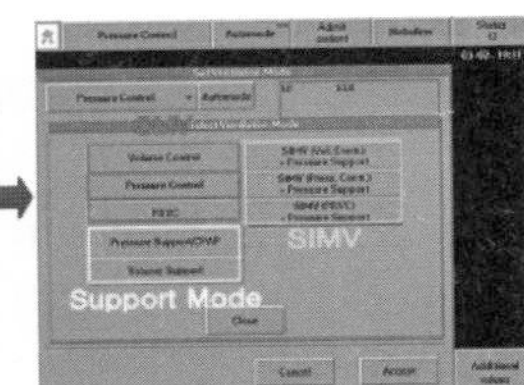

- 원하는 호흡모드를 선택
  : 환자에게 걸고자 하는 호흡모드를 선택하여 누르면 설정값 창이 나옴

5) Setting Parameter의 설정

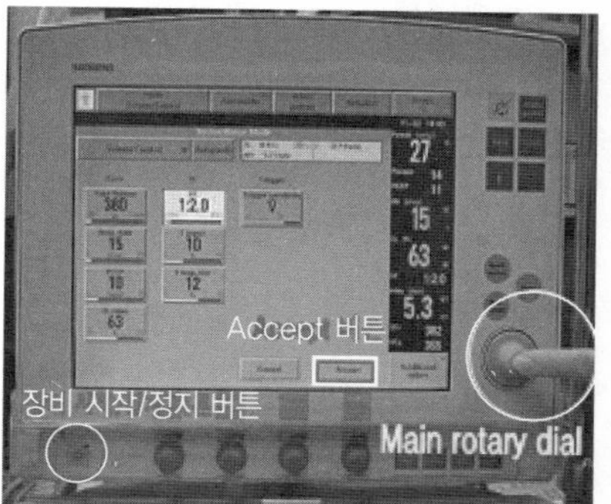

- 셋팅하고자 하는 값을 터치한 후에 외부의 메인 다이얼을 돌려서 원하는 값으로 설정함(설정 후 accept 버튼 눌러줌)

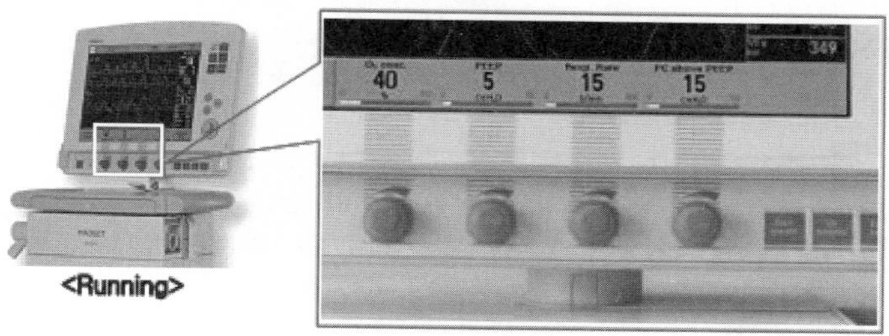

〈Direct access knob〉

- 장비 동작 중에는 User Interface 하단의 Direct access knob을 사용하여 언제든지 원하는 값으로 설정이 가능함

6) Alam의 설정

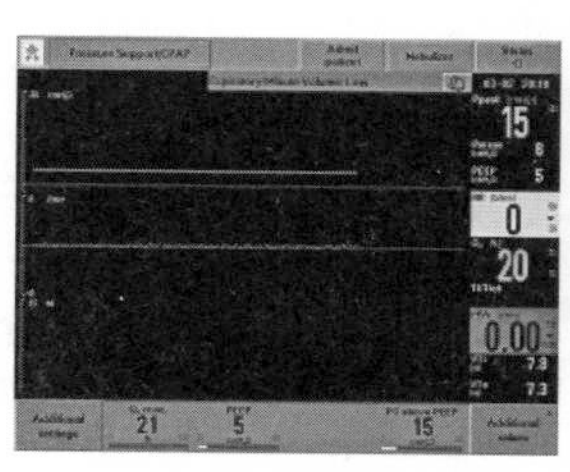

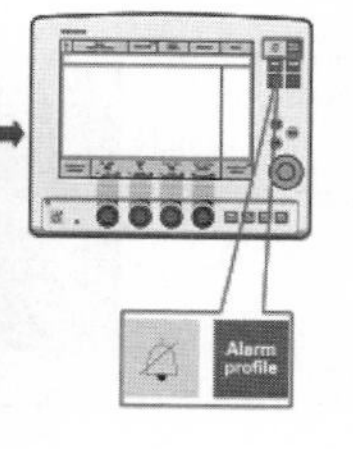

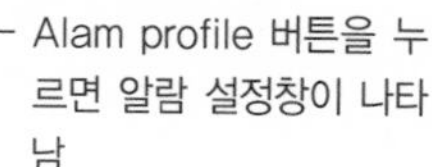

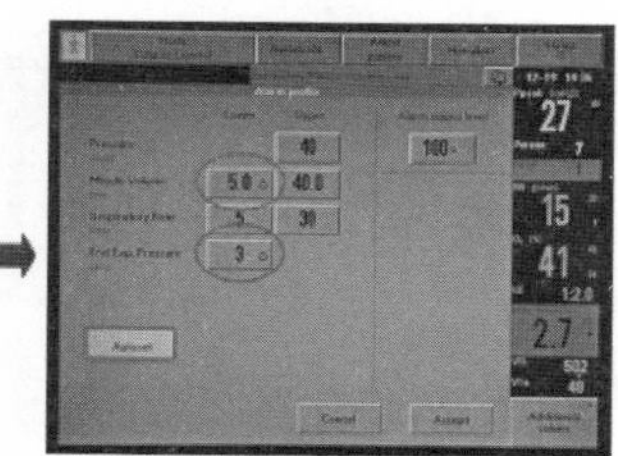

- 알람 상황이 발생하면 화면 상단에 붉은색/노란색으로 현재 울리는 알람의 Message를 보여줌

- Mute 버튼은 알람을 2분간 정지시킴
- Alam profile 버튼을 누르면 알람 설정창이 나타남

- 종모양이 표시된 파라메타가 현재 울리고 있는 알람으로 알람설정 범위를 설정해주면 됨
- Auto Set 버튼은 알람의 범위를 자동으로 설정해주는 기능

7) 주요 Parameter 설명

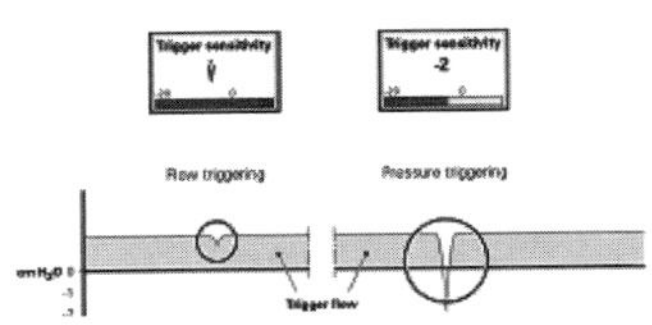

1. Trigger sensitivity(Flow/Pressure 방식)
   - Flow 방식 : 0-10까지의 단위로 셋팅이 가능하며 숫자가 커질수록 민감함
   - Pressure 방식 : -1~-20cmH2O까지 설정이 가능하며 -1보다 -20cmH2O가 둔감함

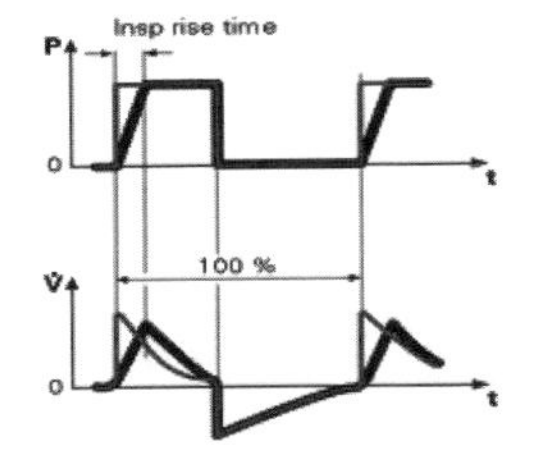

2. I : E ratio or Inspiratory time(sec)

   흡기와 호기의 비율 셋팅 혹은 흡기 시간을 직접 설정가능

3. Inspiratory rise time(T insp. rise)

   호흡이 시작되는 시점에서 peak inspiratory flow/pressure까지 도달하는데 걸리는 시간으로 호흡 사이클에 대한 퍼센트 또는 초단위로 설정

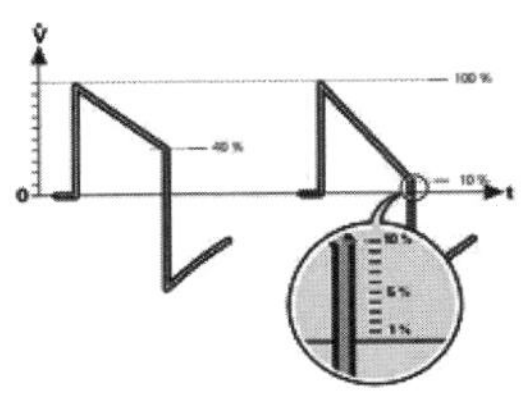

4. Inspiratory cycle off

   support 모드에서 흡기에서 호기로의 전환은 flow가 최대치에서 설정된 %로 떨어지는 시점에서 이루어지게 된다. 즉 이러한 시점을 설정하여 줌으로써 흡기 시간을 조절하여 인공호흡기와 환자와의 충돌을 최소화 할 수 있다.

8) Cleaning

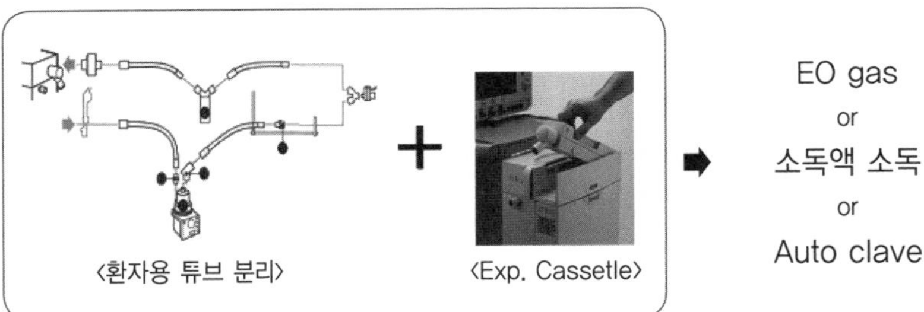

〈환자용 튜브 분리〉 〈Exp. Cassetle〉

3 :: 의료기기 및 관리

1. 의료기기 관리

1) 각 해당과의 필요 요청에 의해 수간호사가 의공학과, 물품 관리팀과 연락하여 관리한다.
2) 기계 및 비치약품대장, 세트대장을 작성, 보관하며 수간호사가 관리한다.
3) 신생아집중치료실 내의 모든 기구 및 의료 장비는 항상 비치되어 있어야 하며 사용 후 즉시 보충하고 기구는 매일 매 근무 시작 전에 점검을 철저히 하며 문제 발생 시 즉시 의공학과로 수리 의뢰하여야 한다.
4) 매 duty마다 물품 인수인계를 하여 물품의 수량 및 기능을 확인한다.
5) 이동 물품은 반드시 모든 사람이 볼 수 있는 곳에 물품의 위치를 기재하고, 다음 duty에 인 계 받을 때는 물품이 그 위치에 있는지 확인한다.

2. 의료기기 분류

1) 초음파기계

(1) 미숙아나 치료 받는 아기에게서 발생하는 가장 흔한 합병증인 두개내 출혈, 뇌실확장, 뇌부종 등의 뇌의 이상 여부를 조기 발견, 진단하여 치료 및 추후검사를 용이하게 한다.

(2) 산전 초음파 검사에서 심장에 이상이 있는 경우나 아기의 심음에 이상이 있을 경우 즉시 심장 초음파 검사를 시행하여 선천성 심질환이나 심장 이상을 조기 발견하여 아기가 적절한 치료를 받을 수 있게 한다.

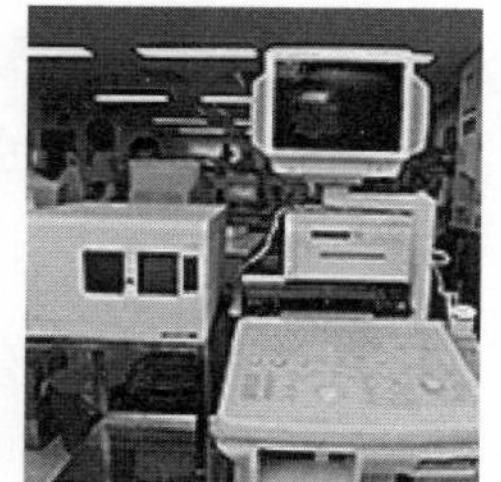
〈그림 15-22 초음파기〉

2) 개방 보육기 ICS

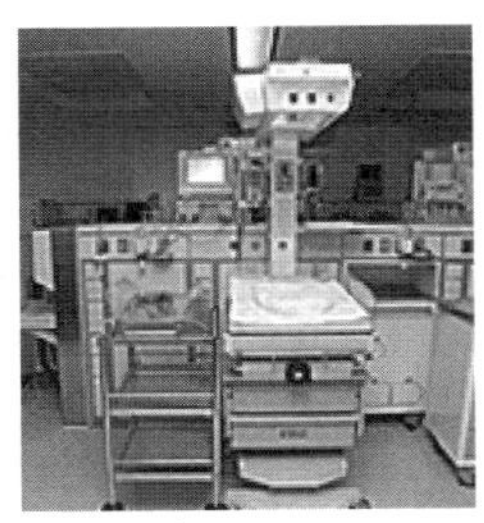

〈그림 15-23 ICS〉

(1) 아기의 상태를 자세히 관찰할 수 있어 의료진이 시행하는 시술과 처치를 용이하게 할 수 있는 보육기의 일종이다.

(2) 열고 닫을 수 있는 문이 없고 장비 윗쪽에 보온 장치가 있어서 치료를 받는 아기들의 체온을 일정하게 유지 시켜 준다.

(3) 아기가 황달이 걸렸을 때 황달 치료를 받을 수 있는 광선 치료기도 설치되어 있다.

(4) 습도 조절이 되지 않으므로 수분소실로 인해 체중감소가 될 수 있는 미숙아들은 안정기가 되면 인큐베이터로 들어가고 만삭아들은 옷을 입고 아기 침대로 들어가게 된다.

3) 수액조절주입기

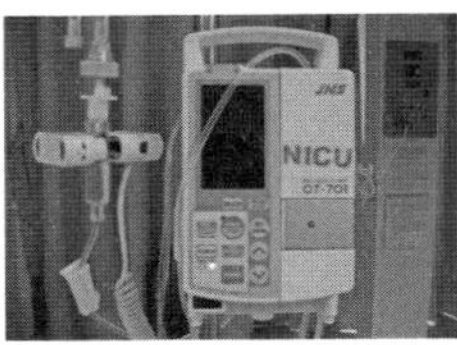

〈그림 15-24 수액조절주입기〉

(1) 정맥으로 수액을 줄 때 사용하는 자동 수액조절 장치다.

(2) 치료를 받는 아기들은 그 아기에게 필요한 수액을 정확한 시간동안 정확한 용량을 주는 것이 매우 중요하다.

4) 동맥혈가스분석기

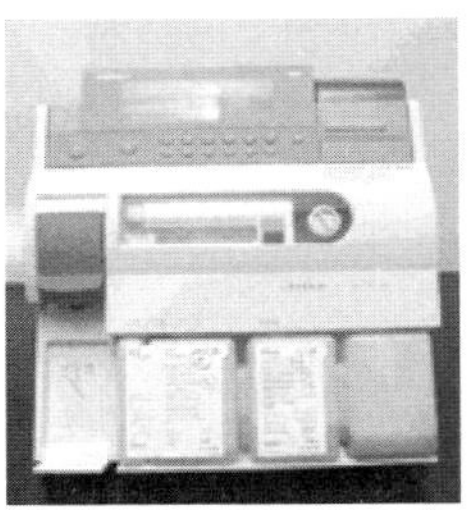

〈그림 15-25 동맥혈가스분석기〉

(1) 동맥이나 정맥 또는 말초혈관에서 채취된 혈액의 산성도, 이산화탄소, 산소, 중탄산염 전해질등을 측정하여 아기에게 나타나는 산증이나 알칼리증, 전해질 균형, 불균형 상태에 대한 결과를 알 수 있다

(2) 산소치료나 인공호흡기의 사용 여부 등 아기에게 맞는 치료를 결정하여 아기 상태에 신속하게 대처할 수 있게 한다.

5) Syringe pump

(1) 처방되는 약물이나 수액을 정해진 시간 내에 정확하게 주입할 수 있다.

(2) 미숙아를 비롯한 신생아들은 체중이 적고 체표면적이 크기 때문에 적은 양의 수액 변화에도 체내 수분 및 전해질의 균형, 심장 기능에 영향을 주므로 정확한 양의 약물을 정해진 시간 내에 주어야 할 때 사용한다.

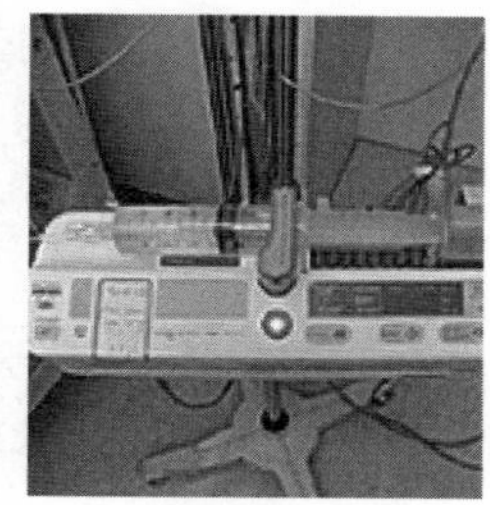
<그림 15-26 Syringe pump>

6) 산소농도측정기

(1) 산소 치료를 받는 아기에게 공급되는 산소의 농도를 알 수 있는 기계로 아기에게 필요한 최소의 산소를 공급할 수 있다.

(2) 산소로 인한 합병증을 줄일 수 있고 점차적으로 산소를 끊을 수 있게 하는데 도움을 준다.

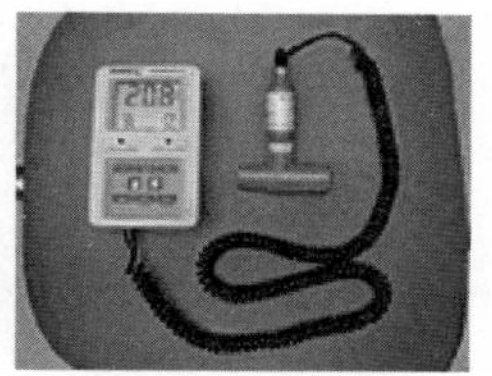
<그림 15-27 산소농도측정기>

7) 분무기

(1) 급성, 만성 호흡기 질환을 가진 환아에게 기관지 확장제나 기관지 내 분비물을 묽게 하는 약물 분무 시 사용

(2) 필요한 약물을 산소를 이용하여 미세입자로 변화시켜서 코로 흡입 할 수 있도록 분무 시킨다.

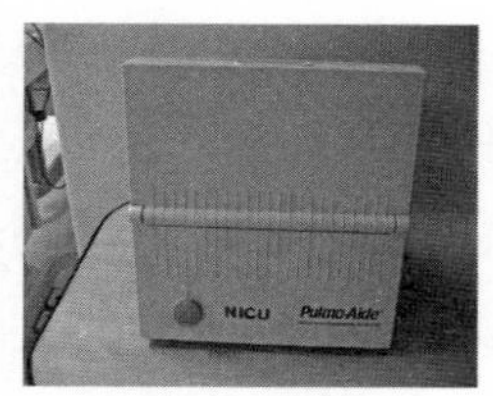

<그림 15-28분무기>

8) Incubator

(1) 엄마의 자궁과 가장 비슷한 환경, 온도, 습도 등을 만들어 주기 위해 사용 한다.

(2) 분만 예정일 전에 태어난 아기(미숙아), 임신 주수는 정상이지만 체중이 적은 아기가 사용한다.

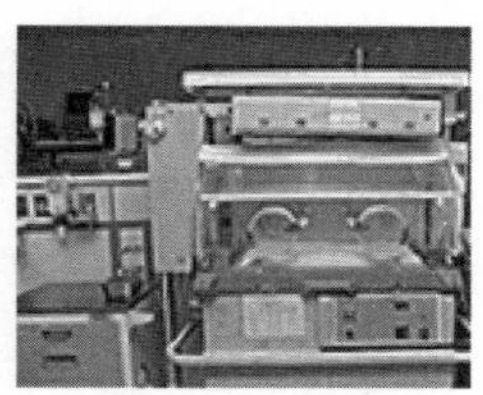
<그림15-29 인큐베이터>

9) 산소포화측정기

(1)발이나 손의 큰 혈관이 지나가는 곳에 sensor를 부착하여 말초까지 전달되는 산소 및 아기의 맥박수를 측정

(2) 산소포화도는 90~100%까지 정상범위라고 보는데 그 이하로 내려가거나 산소포화도가 낮은 상태를 항상 모니터 한다.

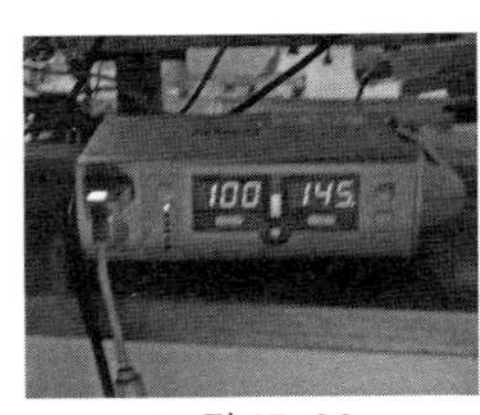

〈그림 15-30
산소포화도측정기〉

10) 광선 치료기 Photo lamp

(1) 정상적이고 건강한 아기들의 반수 이상이 태어나서 수일 이내에 피부 빛 이 노랗게 착색되는 황달이 걸릴 수 있다.

(2) 검사를 하여 수치가 정상 범주보다 많이 올라가면 광선 치료기로 광선 요법을 받아서 황달의 주요인인 담즙색소를 배출하도록 도와준다.

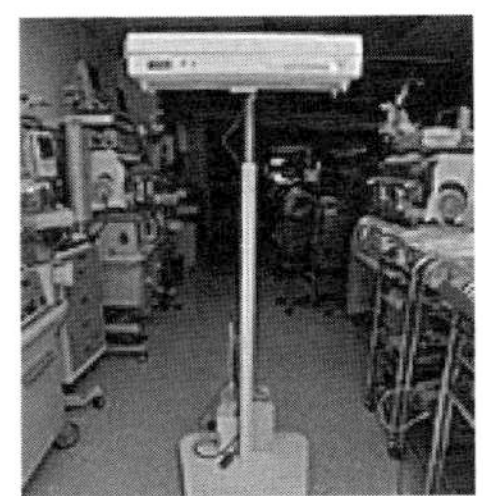
〈그림 15-30
동맥혈가스분석기〉

(3) 매우 안전하고 효과적인 치료법이다.

11) 무호흡감시장치 Apnea monitoring

(1) 무호흡이란 숨을 멈춘 상태가 15~20초간 지속되거나 아기의 색깔이 창백, 자줏빛이나 청색으로 변한다거나 심박동수가 느려지고 서맥이 동반되는 경우를 말한다.

(2) 아기의 매트리스 밑에 장착되어 아기의 무호흡이 15초 이상 지속되면 알람이 울려 아기에게 자극을 줌으로써 무호흡을 예방할 수 있는 장치이다.

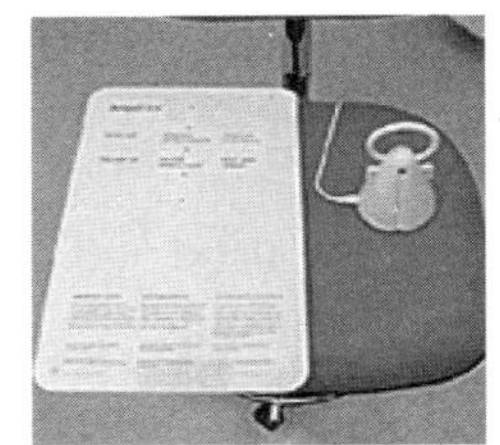
〈그림 15-31
동맥혈가스분석기〉

12) 보온기 Warmer

(1) 체온손실이 많은 환아의 체온유지를 위해 사용하는 장비로 ICS(개방성보육기)에서 사용하는 것과 동일 구조

(2) 체온유지는 이 보온기의 지붕에 있는 히터가 작동하여 그 역할을 하며 자유롭게 이동이 가능하여 일반 침대에서도 체온유지를 못하는 아기를 위해 사용한다.

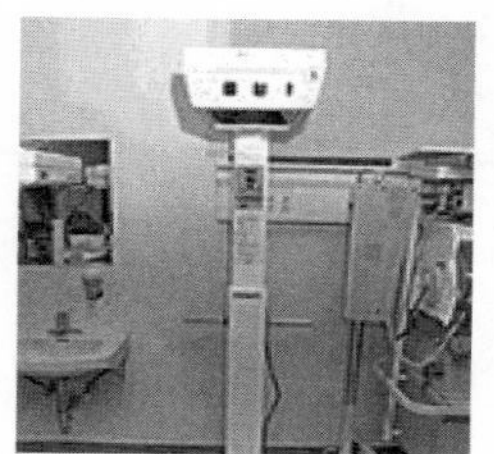

〈그림 15-32
동맥혈가스분석기〉

CHAPTER 16

예방활동 및 통증관리

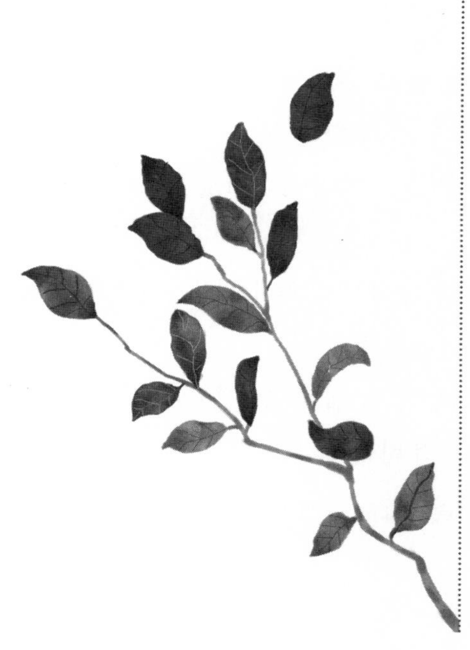

1. 낙상예방
2. 욕창예방
3. 유괴예방
4. 통증관리

■ Chapter 16 | 예방활동 및 통증관리

1 :: 낙상예방

1. 목적

신생아는 위험한 상황을 인식하거나 조절하거나 조절할 수 있는 능력이 없기 때문에 낙상으로 인한 간호사고가 일어나지 않도록 하기 위함이다.

2. 방법

1) 보육기에 있는 아기를 Handling 후 보육기 문을 확인 점검 한다
2) 처치 중에 보육기 문을 열어 놓은 채 다른 곳에 가지 않는다.
3) 가능한 보육기 안에 있는 아기는 체중측정, bathing, procedure등을 보육기내에서 하도록 한다.
4) 바닥에 전기 줄이나 미끄러운 용액으로 인해 의료인의 보행에 지장이 없도록 해야 한다.
5) 아기를 옮길 때는 안고 다니지 않고, 침상이나 보육기를 이용한다.
6) 체중을 잴 때는 아가 옆을 뜨지 않는다.

3. 유의사항

1) 보육기에 있는 아기
2) 체중측정 시

3) 아기이동 시

4) 아기목욕 시

4. 활동규정

1) 평가도구

대한간호협회 환자안전도구

2) 낙상위험도 평가주기

(1) 초기평가는 입원 시 재평가는 주1회

(2) 수술 받은 당일시행

(3) 환자전동 시 전동 받은 부서에서 시행

3) 낙상발생 시 처치와 보고

(1) 낙상을 확인한 장소에서 환자의 의식상태, 활력증후, 신체사정 후 담당의사에게 아기

(2) 상태를 알리고 의사의 지시를 따른다.

(3) 낙상 재 위험 재평가를 시행 한다.

2 :: 욕창예방

1. 목적

신생아는 미성숙한 피부구조 및 자가 조절 능력이 결여되어 있기 때문에 안전한 보호 환경이 마련되어야 하며 신생아에게 어떠한 상해가 일어나지 않도록 하기 위함이다.

2. 방법

1) 근무자가 인수 받은 후는 산소포화도 측정센서를 다른 부위로 옮겨 감도록 한다.
2) 인수받은 간호사는 아가의 자세를 바꾸어 순환을 원활하게 한다.
3) 침대위에 네스트를 만들어 아기가 다양한 자세를 취하게 해준다.
4) 한 자세로 장시간 있어야 하는 경우와 전신부종질환인 경우는 에어 메트나 물침대를 깔아주어 아가의 압박부위를 감소시켜준다.

3. 평가도구

Braden scale

4. 위험도 평가

1) 초기 평가
   입원아기 24시간 이내
2) 재평가
   욕창발생위험 18점 이하 매 24시간 마다

3 :: 유괴예방

1) 분만장이나 수술장에서 태어난 신생아는 반드시 간호사와 함께 신생아실로 입실한다.

2) 분만장 간호사가 아기를 신생아실에 인수인계할 때 까지는 보호자는 아기를 만지지 않도록 한다.
3) 신생아실에 입실한 아기는 분만장 간호사가 즉시(엄마이름, 성별, 몸무게, 재태기간, 분만타입)을 기록한 발찌를 즉시 채운다.
4) 인계받은 신생아실 간호사는 확인 후 신생아실에서 기록한 발찌를 채운다.
5) NICU는 통제구역 외부인을 출입금지하며 지정된 시간에만 면회가 가능하다.
6) 신생아실은 지정된 시간에 지정된 장소에서 유리를 통해서 아기를 볼 수 있다

4 :: 통증관리

1. 통증 관리대상

입원한 모든 아기

2. 통증의 초기평가

입원 시, 간호정보조사지에 통증 초기평가 시행 및 기록을 함

3. 통증 평가도구

1) FLACC(Face Legs Activity Consolibity)를 사용함

2) 3세 미만, 의사소통이 불가능한 환자에게 씀

4. 통증의 평가

1) 생리적 변화

손바닥의 진땀, 호흡수의 변화, SpO_2의 변화, 뇌압의 변화, 심장 박동수의 변화, 혈압의 변화

2) Scale for Use in Newborns (SUN)

(1) 4 가지의 생리적 지표 : RR, HR, MBP, Mental status

(2) 3 가지의 행동과학적 지표 : Movement, tone(muscle), facial expressions

3) Neonatal facial coding scale

(1) 미간의 찌푸린다.

(2) 눈을 찡그린다.

(3) 입가에 깊은 주름이 생긴다.

(4) 입술을 벌린다. open lips(any separation of the lips is an occurrence)

(5) vertical mouth stretch

(6) 입을 옆으로 당긴다. horizontal mouth stretch

(7) 혀를 만다. taut tongue (cupping of the tongue)

(8) 턱을 떤다(아래턱과 빰을 심하게 떤다).

(9) 입을 오므린다.

(10) 혀를 내민다(미숙아인 경우).

4) Newborn infant pain scale (NPIS)

(1) 통증에 대한 행동 반응만 보는 것이고 객관적이며 점수화 하기도 쉽다.

(2) 얼굴표정의 변화, 울음, 호흡양상, 팔과 다리의 위해, state of stimulus

5) Preterm infant pain scale(PIPP) : 미숙아의 통증에 대한 평가표

(1) 재태 연령

(2) 통증자극전의 행동양상

(3) 통증자극시의 HR변화

(4) 통증자극시의 산소포화도 변화

(5) 통증자극시의 눈 찡그림

(6) 통증자극시의 미간주름

6) CRIES scale

(1) 주로 수술 후 사용되며 4점 이상일 경우 통증을 완화시킬 수 있는 중재가 필요하다.

(2) Crying, required oxygen, increased vital sign, expressions, sleeplessness

5. 통증을 완화시키는 방법

1) 비 약리적 방법

(1) 조용히 해주고 자세를 고쳐주거나 어루만져 준다

(2) 피부접촉

(3) 노래기 꼭지 사용

(4) 수유

(5) 자세를 변경하여 꼭 싸준다(Swaddling)

(6) Sucrose(25% 혹은 12~25%)를 2cc정도 먹이거나 같은 Sucrose를 묻힌 노리개 꼭지를 시술 전에 물린다.

2) 약리적 방법

(1) Benzodiazephine

① 진정작용, 마취효과는 없다.

② 종류 : Diazepam, Midazolam, Lorazepam

③ 관찰 : 호흡저하, 저혈압, 서맥, 간기능

(2) Chloral hydrate

① 단기간 진정, 최면작용 (진통작용은 없다.)

② 미숙아에서는 1회 투여 24시간 내에 서맥이 발생 할 수 있다.

(3) Acetaminophen Nonnarcotic : 해열 진통제

(4) EMLA cream

① lidocaine+prilocaine as 5% cream

② 국소마취제 : 콩알만큼의 용량을 시술 30분~1시간 전에 occlusive dressing한다.

(5) Lidocaine : 국소마취제

(6) 마약류

① 종류 : Fentanyl, Morphine, Meperidine

② 부작용 : 저혈압, 호흡저하, 흉곽경직 및 후두경련(fentanyl)

③ 해독제 : Naloxone

CHAPTER 17

심폐소생술

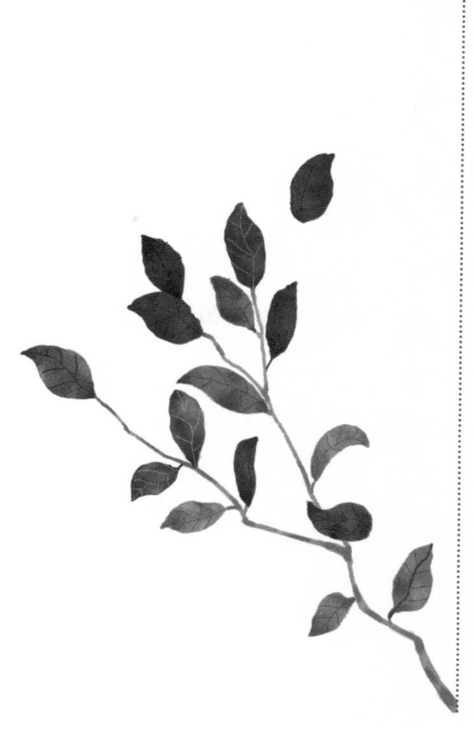

1. 신생아 소생술
2. 신생아 소생술시 약물
3. 신생아소생술 상황 시 절차

■ Chapter 17 | 심폐소생술

1 :: 신생아 소생술

1. 목적

아기 몸에 가장 기본이 되는 장기인 심장, 뇌, 그리고 그 외의 장기에 산소를 공급 하는데 있다.

2. 소생술의 적응기준

1) 사정

(1) 태변 착색이 있는가?

(2) 호흡곤란 증상이 보이거나 울지 않는가?

(3) 근 긴장도가 떨어져 늘어지고 자극에 반응하지 않는가?
아기에게 중심 청색증이 나타나는가?

➡ 위의 물음에 "예"라는 대답이 있을 경우 심폐소생술을 즉시 시작한다.

2) Apgar score가 낮은 경우

3. 준비물품

1) Suction, Suction tip(6Fr)

2) 백과 마스크

(1) bag의 크기는 750ml이상 넘지 않도록 한다.

(2) 90%~100%의 산소를 전달할 수 있어야 한다.

(3) 과도한 압력은 피할 수 있어야 한다.

(4) 적당한 mask를 갖고 있어야 한다.

3) E-Tube(2.5, 3.0,3.5,4.0mm ID)

4) 미숙아용 NO 0번 만삭아용 NO 1번, 직선으로 된 날을 포함한 후두경

5) 탐침(stylet),

6) 가위, 일회용소독 GLOVE, 청진기

7) 기관내 튜브를 고정하기 위한 테이프,

8) 알코올 솜, $ETCO_2$ 생리식염수

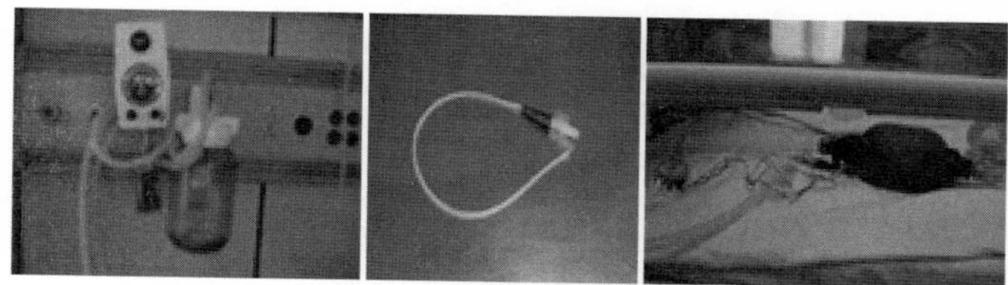

〈그림 17-1 소생술시 준비물품〉

4. 절차

1) 미리 데워진 보육기(혹은 warmer)를 사용하여 체온 소실이 되지 않도록 한다.

2) 목이 약간 신전(extension)된 자세로 기도유지를 해준다. 머리를 약간 제친다

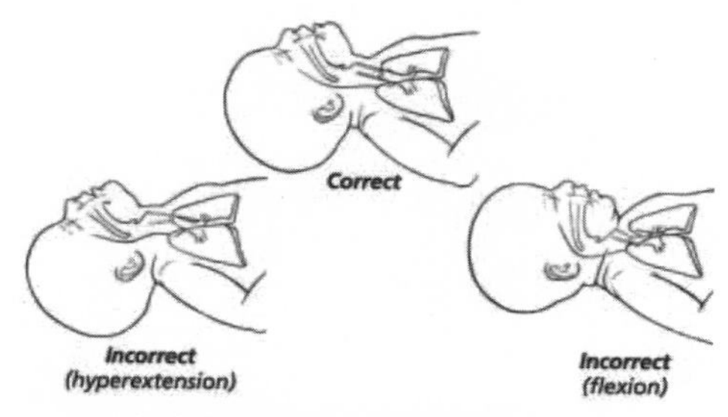

Correct and incorrect head positions for resuscitation

〈그림 17-2 소생술시 자세〉

3) 기도 청결

(1) 태변이 있으면 출생 시 어깨가 나오기 전 입, 코, 후 · 인두를 흡인한다.

(2) Bulb syringe 또는 suction을 이용한다.

(3) 태변이 없으면 분비물을 제거한다.

4) 건조 호흡을 위한 자극

(1) 젖어있는 아기의 몸을 닦아 말려준다.

(2) 젖은 sheet는 제거한다.

(3) 호흡을 위해 기도유지 자세를 취해준다.

(4) 발바닥을 살짝 때리거나 등을 문지른다.

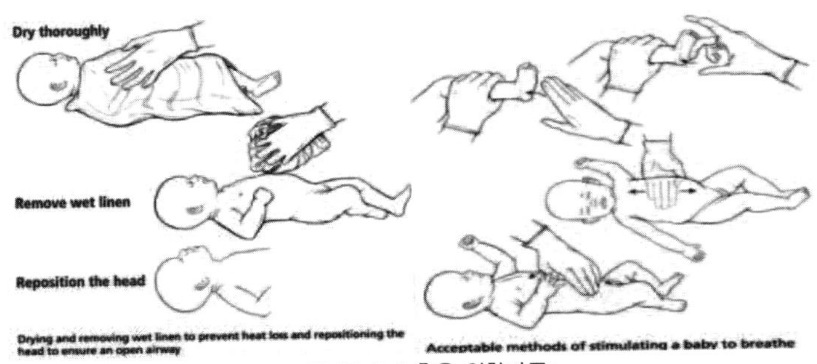

〈그림 17-2 호흡을 위한자극〉

5) 산소 공급(5L/min)

튜브나 마스크를 통해 free-flow 산소를 공급한다.

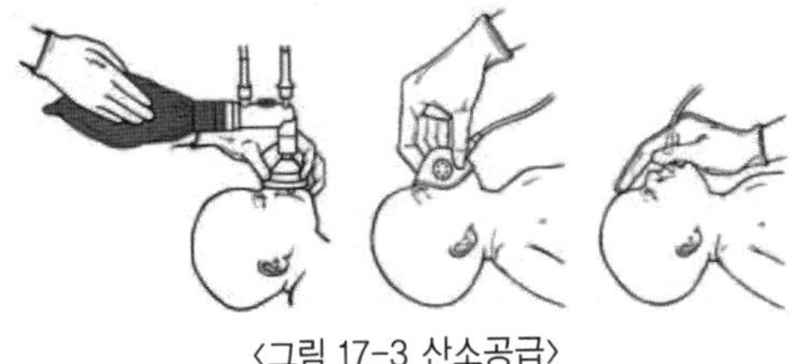

〈그림 17-3 산소공급〉

5. 양압환기의 적응증

Apnea/gasping, 100회/min 미만의 HR,100% 산소 공급에도 불구하고 지속되는 청색증

1) 양압환기를 위한 준비

(1) 사용 전 필요한 장비를 준비하고 테스트 한다.

(2) 정확한 크기의 마스크를 선택

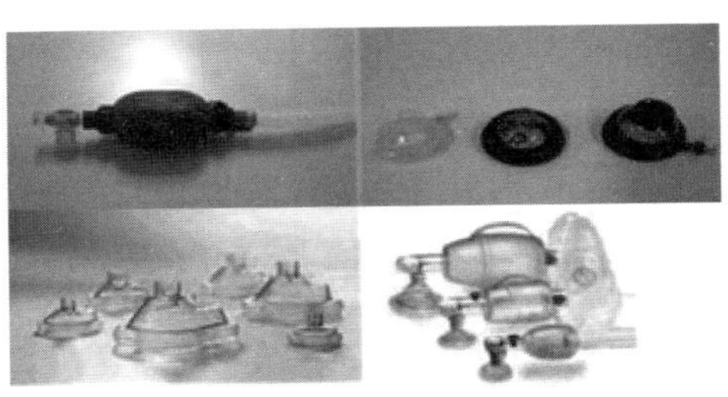

〈그림 17-4 산소공급용 앰브백과 마스크〉

(3) 분당 40~60회의 빈도로 양압호흡을 시행한다.

2) 흉부압박 (Chest Compression)

양압환기 시행 30초 내에도 심박동수가 60이하일 때 시작한다. 흉부압박은 똑바로 누운 자세에서 심장을 압박하는 것으로 흉강내압을 증가시켜 내부 장기 - 특히 뇌를 포함 - 혈액순환을 돕는 것이다.

3) 자세

흉부압박은 충분한 환기(ventilation) 없이는 별 의미가 없고 2인이 협조한다. 흉부를 압박하는 사람은 흉부의 움직임과 호흡양상을 사정하며 환기를 주도하는 사람은 아기 머리의 자세를 유지하며 시행한다.

4) 위치

(1) sternum의 하부 1/3지점이며 양 유두사이를 잇는 선의 중심부와 검상돌기가 만나는 지점이다.

(2) 흉부압박의 technique에는 Thumb technique와 Two finger technique가 있다.

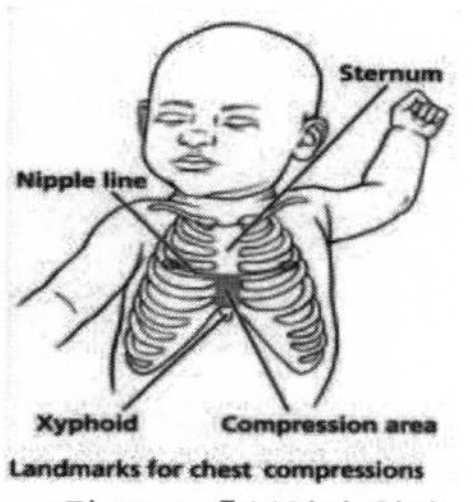

<그림 17-5 흉부압박 위치>

5) 시행방법

(1) 자세 : 아기 등을 단단한 것(firm board)로 지지한다.

(2) 아기의 목은 약간의 굴곡자세를 유지하고 흉부압박은 같은 위치와 깊이 속도를 일관되게 유지하도록 한다.

(3) 깊이 : 전후 흉강의 1/3

(4) 속도 : 3번의 압박과 1번의 환기 120회./분-90번의 압박과 30번의 환기 1회 cycle은2초가 된다.

"one and two and three and breathe"

6) 주의사항

(1) 환기하는 동안은 흉부압박을 하지 않는다.

(2) 압력을 가하는 손가락은 아기의 피부에서 떼지 않는다.

(3) 30초 시행 후 다시 심박동수를 체크하고 계속 시행여부를 결정한다.

(4) 합병증 : 늑골골절, 간파열

6. 기관내 삽관

1) 적응증

(1) 지속적인 양압 호흡이 필요할 때

(2) Bag&mask ventilation이 부적절할 때

(3) 기도내로부터 분비물 제거가 요구될 때

(4) 횡격막 탈장이 의심될 때, 극소미숙아

(5) 기관 내 약물 주입이 필요할 때

2) 재태주령에 따른 기도관내 튜브의 크기와 삽관길이

<표17-1 재태주령에 따른 기도관내 튜브의 크기와 삽관길이>

몸무게(g)	제태연령(주)	튜브크기	삽관길이
< 1,000	<28	2.5	6.5-7
1,000-2,000	28-34	3.0	7-8
2,000-3,000	34-38	3.5	8-9
>3,000	>38	3.5-4.0	>9

3) 절차

(1) 후경을 후두개에 오게 한 후 후두경을 손잡이 왼손으로 올바로 잡는다.

(2) 오른쪽 구각으로 집어넣으며 혀를 왼쪽으로 밀어내면서삽입하여

후두 전개를 실시한다.

(3) 45도 각도로 후두경을 끌어올리면서 필요시 다른 혹은 시술자의 새끼손가락을 이용 하여 윤상밖에서 윤상연골 부위를 눌러주게 한다.

(4) 기관내삽관의 해부학적 구조가 보이게 해서 튜브가 성대를 지나 기관내로 삽입한다.

(5) 기관 내 삽관은 한번 시도 시 20초를 넘기지 않아야 한다.

2 :: 신생아 소생시 약물

약명	Epinephrine
방법 및 용량	- 1:10000(N/S0.9cc+Epinephrine0.1cc)으로 1cc 주사기로 준비한다. - 0.1-0.3cc/kg I.V or E.T
적응증	심박동수80회/분미만, 서맥, 심정지

약명	NB(sodium bicarbonate)
방법 및 용량	- 2mEq /kgmEq /kg I.V slowly 하게 - 1kg-2mEq /kg-4cc - 2kg-4mEq /kg-8cc - 3kg-6mEq /kg-12cc
적응증	대사성 acidosis의심, 고칼륨혈증

약명	volume expanders
방법 및 용량	- whole blood 5% albumin-saline normal saline H/S

	- 10cc/kg I.V
적응증	급성출혈, 저혈량증

약명	Dopamine
방법 및 용량	- 1KG 5% d/w 10cc+dopa 6mg(0.15cc)(0.5cc/hr) - 2kg 5% d /w10cc+dopa12mg(0.3cc)(0.5cc/hr)
적응증	말초 순환장애, 약한 맥박

약명	Atropine
방법 및 용량	- 0.02-0.03mg/kg. 0.2ml.kg - 0.04cc/kg(0.5mg/ml)
적응증	bradycardia, 방실차단

약명	Calcium chlorid(3%)
방법 및 용량	- 1ml: 0.5mEq kg당 0.45-0.9mEq 1cc/kg - 10분간 I.V EKG montoring skin necrosis 주의
적응증	심정지, 저 칼슘혈증, 고 칼륨혈증

3 :: 신생아소생술 상황 시 절차

1. CPR 발생시 연락

1) CPR 발생을 담당의에게 알린다.

2) 담당의가 부재중일 때는 동료간호사에게 도움을 요청하고 호출이나 방송을 한다.

2. 절차

1) Emergency Car를 환아 옆으로 가져간다.
2) 환아가 바구니나 보육기에 있을시 신속한 처치와 체온 유지를 위해 Warmer로 옮긴다.
3) 산소가 공급될 수 있는지 확인하고 Rubber tube와 A-bag을 연결한다.
4) 흡인할 수 있도록 물품을 준비한다.
5) 모니터를 연결하여 산소포화도를 확인한다.(필요시 EKG를 연결한다.)
6) 환아를 앙아위로 눕히고 기도확보를 위해 목을 약간 신전시킨다.
7) 입, 코 순서로 흡인한다.
8) I.V가 주입되고 있는지 확인하고 없을시 10%D/W 500cc로 확보한다.
9) Ambu-Bag과 Mask를 준비하여 실시한다.(1분에 40-60회)

3. Laryngoscopy 사용법

1) 후두경과 후두날의 작동을 확인하고 의사에게 준다.
2) Endo-tube 안에 Stylet을 삽입하여 준다.
(이때 Stylet이 tube 밖으로 나가지 않도록 한다.)

4. Intubation 시 준비물품

적절한 크기의 Endo-tube

1) 체중 1000gm 이하 : # 2.5
2) 체중 1000gm ~ 2000gm : # 3.0

■ 참고문헌

가톨릭대학교(2010). 아동간호학 지침서.

고위험 신생아 간호(2010). 병원신생아간호사회.

고위험 신생아 간호(2010). 병원신생아간호사회.

고위험 신생아 간호(2010). 병원신생아간호사회.

고위험 신생아 간호지침서(2004). 신생아간호분야회.

고위험 신생아 간호지침서(2004). 신생아간호분야회.

고위험 신생아 간호지침서(2004). 신생아간호분야회.

고위험 신생아 간호(2010). 병원신생아간호사회.

공주대학교(2009). 아동간호학실습지침서.

교통대학교(2011). 아동간호학 지침서.

구정아외(2012). 아동건강간호학. 서울:퍼시픽 출판사.

김금순외(1997). 정맥치료의 원리와 간호. 현문사

김미예외(2007). 아동의 성장발달과 간호. 서울: 군자출판사

김미원외(2001). 아동간호학 실습서. 현문사.

김희숙외(2012). 아동건강간호학. 군자출판사.

네오딘의학연구소(2013). 검사종합안내.

문경대학교(2012). 아동간호학 지침서.

박은숙외(2011). 아동간호학 임상가이드. 현문사.

병원신생아간호사회(2006). 학술대회 및 제7회 정기 총회.

병원신생아간호사회(2008). 고위험신생아간호.

병원신생아간호사회(2009). 고위험신생아간호.

배종우외(2004). 신생아학. 한국의학사.

손동우(2011). 신생아 케어. 대한의학서적

손동우(2011). 기계환기 어렵지 않다. 대한의학.

신생아감염관리(2011). 병원신생아간호사회.

영동대학교(2011). 아동간호학 지침서.

이애경외(2011). 신생아실 실습매뉴얼. 수문사.

이향련외(2008). 성인간호학 제6판. 수문사.

인턴 수련교육 및 진료 지침서(2008). 아산병원.

조결자외(2010). 아동간호학 실습지침서. 수문사.

전시자외(2005). 성인간호학 제4판. 현문사.

진단검사의학(2005). 대한진단검사의학회지, 제25권 제4호.

청주대학교(2011). 아동간호학지침서.

최신 임상간호 매뉴얼(2004). 제7판, 현문사.

피수영 외 (2008). 제2판 신생아진료지침, 대한신생아학회.

피수영외(2004). 신생아 진료지침. 광문출판사.

피수영외(2008). 신생아 진료지침. 광문출판사.

홍경자 외 (2002). 아동간호학1. 수문사.

홍경자외(2011). 최신아동간호학. 수문사.

홍창의 외2008). 소아과학 제9판. 대한의학서적.

홍창의(2008). 그림으로 보는 소아과학. 고려의학